스스로 지키는 온건강

스스로 지키는 온건강
인지의학 입문

1판 1쇄 인쇄 | 2022년 2월 16일
1판 1쇄 발행 | 2022년 3월 2일

지은이 마이클 에번스·이언 로저
옮긴이 정홍섭
펴낸이 최종기
펴낸곳 좁쌀한알
디자인 제이알컴
신고번호 제2015-000058호
주소 경기도 고양시 일산동구 장항로 139-19
전화 070-7794-4872
E-mail dunamu1@gmail.com

ISBN 979-11-89459-15-4 (03510)

책값은 뒷표지에 있습니다. 잘못 만들어진 책은 구입하신 곳에서 교환해 드립니다.

판매·공급 | 푸른나무출판
전화 | 031-927-9279
팩스 | 02-2179-8103

인지의학 입문

스스로 지키는 온건강

마이클 에번스·이언 로저 지음 | 정홍섭 옮김

도서출판
좁쌀한알

정다운(의사)

가정의학과 의사이자 8년간 발도르프학교의 학부모였던 저는 루돌프 슈타이너의 인지학에 자연스럽게 관심을 갖게 되었고 교육뿐만 아니라 건축, 예술, 농업, 경제 등 다양한 분야에서 인지학의 원리가 적용되고 있다는 것을 알게 되었습니다. 의학 분야 또한 인간에 관한 정신적 앎에서 얻은 통찰력을 통해 주류 의학을 확장하는 인지의학이 제시되어, 이미 세계 여러 나라에서 관련 의료가 시행되고 있다는 것도 알게 되었습니다.

20년간 의료 현장을 경험하면서 질병과 치료에 대한 현 의료 관행에 부족함을 느끼고 있었기 때문에, 인지의학을 통해 인간과 질병을 바라보는 방식, 치료를 돕는 다양한 방법들, 사용되는 자연의 물질들에 대해 조금씩 알아가는 것은 그 부족한 부분들을 채울 수 있겠다는 확신과 관련된 모든 것을 알고 싶다는 의지를 불러일으켰습니다. 그러나 한편으로 인지의학에 대한 어설픈 이해가 '이게 지금 주류 의학에서 사용하는 방법을 거부하고 대체의학, 자연의학을 추구하자는 것인가?'라는 오해를 불러일으켜 마음이 불편한 순간도 있었음을 고백합니다.

관련 지식이 쌓여갈수록 오해는 풀려갔지만 여전히 남아 있는 몇몇 의문들로 고민하던 중 '인지의학 입문'이라는 부제가 달린 이 책이 얼마나 반가웠는지 모르겠습니다. 주류 의학의 거부와 대체가 아니라 함께 작업하면서 보완하며 확장한다는 의미가 좀 더 명확해지고, 전체를 조망할 수 있는 구성으로 인해 낱개로 흩어져 있던 진주들이 하나의 실에 꿰어진 진주 목걸이로 변하는 느낌이 들었습니다. 또한 인지의학에서는 온기를 조직하는 데 장애가 생기는 것을 질병의 증상이자 원인으로 보고 있다는 것에서, 코로나 팬데믹 상황으로 현재 우리의 건강이 어떤 영향을 받고 있는지에 대해서도 다시한번 심각하게 생각하게 되었습니다.

이미 우리나라의 암 전문 병원들에서도 사용되고 있는 인지의학의 암 치료 약물인 겨우살이 주사제가 그저 시도해볼 수 있는 단순한 치료 도구로서가 아닌 인지의학적 이해 아래 이유 있는 치료적 접근법으로 여겨지면 더욱 좋겠다는 생각도 들었습니다. 특히 마지막 '치유를 위한 공동체와 기구' 부분에서 이상을 현실로 실현시키려 노력하는 세계 곳곳 병원들의 생생한 이야기 또한 묵직한 울림으로 다가왔습니다.

인지학 용어에 익숙하지 않은 사람들에게는 이 책을 읽어나가는 것이 하나의 도전이 될 수도 있겠지만, 인지의학에 대한 호기심과 열린 마음을 가진 사람들에게는 발길 적은 등산로의 입구에 서 있는 안내 표지판 같은 책이 될 것이라 믿어 의심치 않습니다.

인지의학 맛보기를 쉽게 할 수 있도록 우리말로 옮겨주신 정홍섭 선생님께 진심 어린 감사의 마음을 전하며, 앞으로 다양하고 전문적인 관련 도서들이 더 번역되어 나오기를 기대해봅니다.

감사의 말씀

두 저자는 헤아릴 수 없이 많은 도움을 주신 이분들께 감사의 말씀을 드리고 싶다. 의사 제임스 다이슨(이분의 격려와 건설적 비판이 없었다면 이 책은 쓰이지 않았을 것이다), 헤이즐 애덤스, 의사 진 브라운, 셜리 찰리스, 마라 에번스, 의사 미카엘라 글뢰클러, 톰 허건, 에이드리언 라지, 의사 브로더 폰 라우에, 의사 데이비드 맥가빈, 토머스 맥킨, 조운 마커스, 스티븐 무어, 의사 프랭크 멀더, 루스와 버나드 네스필드-쿡슨, 보비 프라우더, 돈 랏클리프, 제니 로저, 조운 스미스, 샤에나 스퇴르, 베라 태버너, 이언 위글, 인지의료협의회(the Anthroposophical Medical Council)와 인지의료신탁(the Anthroposophical Medical Trust). 버나드 리브고드 교수, 의사 루돌프 트라이흘러, 의사 아리 보스의 저작에도 신세를 졌다.

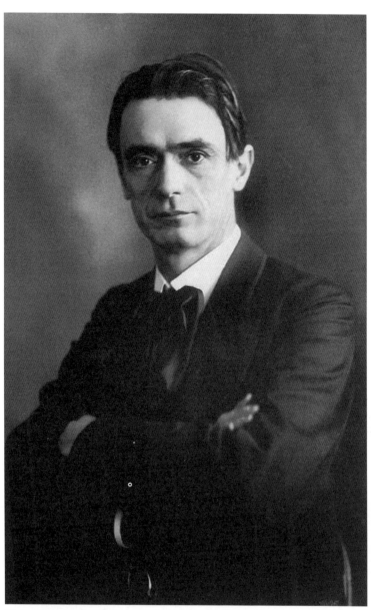

루돌프 슈타이너

서문

주류 의학의 막대한 성취를 인정하는 것은, 그 치료 방법 가운데 많은 부분이 지닌 한계와 바람직하지 못한 부작용을 최근 몇 년간 점점 더 많이 알게 되는 과정과 동시에 이루어졌다. 환자들은 설명 없이 이루어지는 의사의 처방을 받아들일 준비가 안 되어 있고, 선택 가능한 치료법에 관해 토론할 기회를 갖기 원한다. 주류 의학에 대한 이러한 점증하는 비판적 평가는 동종요법, 약초요법, 침술과 같은 대체의학 방법의 인기가 급증하는 현상이 반증한다. 이러한 요법들은 주류 의학보다 훨씬 이전에 있었던 철학에 기초한 것이지만, 많은 환자에게 혜택을 준다.

주류 의학의 방법은 몇 가지 면에서 발전된 의술이 있지만, 질병을 종합적으로 이해하는 데 실패한 제한되고 물질주의적인 인간관에 근거를 둔다. 일부 형태의 대체의학은 자연과학, 즉 물질 현상에 관한 학문[1]보다 선행하는 분명한 정신철학이 있다. 주류 의학이 결여한 것을 찾기 위해 이러한 정신철학으로 눈을 돌리는 것은 자연과학에서 얻은 것을 무시하면서 시곗바늘을 뒤로 돌리려는 것과 같다. 지금 요구되는 것은 과거로 돌아가는 것이 아니라 주류 의학을 확장하여 인간의 정신 면과 물질 면을 모두 고려하는 것이다.

정확히 말해서, 이렇게 두 가지 면을 모두 고려하는 것은 인지학(anthroposophy)의 창시자이자 오스트리아 출신의 과학자이자 철학자인 루돌프 슈타이너(1861-1925)가 창안한 수많은 실용 방법 가운데 하나이다. 인지학이라는 이름은 그리스어 **anthropos**(인간)와 **sophia**(지혜)에서 온 것으로, 인간이 자기 자신을 앎으로써 정신적 지혜의 발전을 도모한다는 뜻임을 보여준다. 실제로 인지학은 정신의 과학으로서 자연과학이 놓은 기초를 넘어서서 우리의 지식과 이해를 확장해준다.

슈타이너는 물질세계의 상을 그리는 데에서 자연과학이 성취한 것을 인정했지만, 존재의 정신 면을 철저히 탐구하여 물질주의의 한계를 넘어서고자 했다. 그의 인지학, 즉 정신과학은 인간을 육체, 영혼, 정신을 가진 존재로 보기 때문에, 인지의학(anthroposophic medicine)은 이렇게 확장된 생리학이 의학적 치료에 여러 주목할 만한 함축적 의미를 지닌다는 것을 일군의 의사들이 인식한 결과로 발

---

1 정신과학과의 혼동을 피하기 위해 이 책에서는 오늘날 일반적으로 그냥 '과학'이라고 불리는 것을 자연과학(또는 현대 과학)이라는 명칭으로 부른다.

생했다.

슈타이너의 생애 만년에, 다양한 직업을 가진 사람들이 그에게 찾아와서 자신들이 몸담은 분야에 인지학 원리를 어떻게 적용할 수 있을지를 물었다. 이를 계기로 새로운 의학뿐만 아니라 새로운 형태의 교육, 예술, 건축, 장애아 돌봄, 농업, 경제학이 탄생했는데, 이 모든 것이 오늘날 전 세계에서 실행된다. 의학 분야의 경우, 슈타이너는 인지학과 친숙한 약 30명의 의사와 의대 학생들의 모임에 초청받아 강연했다. 인지의학의 체계적 소개로 볼 수는 없는 것이었지만, 1920년에 그는 인간 병리학과 치료 방법에 관한 통찰이 담긴 일련의 강연을 했다.[2] 슈타이너와 네덜란드 의사 이타 베크만(1876-1943)의 협력을 통해 새로운 의학의 기초가 놓였다. 두 사람이 함께 『실용 의학 확장하기(Extending Practical Medicine)』라는 의학 책을 썼고, 의사 베크만은 스위스의 도르나흐에 있는 세계 인지학 센터 인근의 아를레스하임에서 최초의 인지학 의원 가운데 하나를 열었다.[3] 베크만은 나중에 도르나흐의 정신과학학교 의학 부문의 첫 번째 지도자가 되었다.

슈타이너는 의사가 아니었기 때문에 자격을 갖춘 개업의들과 함

---

2 『인지의학 입문(Introducing Anthroposophical Medicine)』 (Steiner Books, USA, 2010) 참조.

3 『실용 의학 확장하기: 정신과학에 기초한 기본 원리들(Extending Practical Medicine: Fundamental Principles Based on the Science of Spirit)』(5판) (Rudolf Steiner Press, UK, 1997).

께 작업하면서 인지의학을 발전시켰다. 그는 인지의학은 대체의학이 아니며 주류 의학의 관행을 확장해야 한다고 주장했다. 그러한 목적을 이루기 위해 모든 인지의학 의사는 우선 주류 의학에서 요구하는 자격을 갖추고 나서 정신과학의 관점에서 인간의 건강과 질병을 이해하기 위한 공부를 더 해야 한다. 이렇게 함으로써 그들의 시야는 주류 의학의 관행을 넘어서게 되는데, 이는 인지의학 의사가 어떤 의학적 문제에 관해서도 상담에 응할 수 있다는 것을 뜻한다.

인지의학의 주된 목표는 환자의 자연 치유력을 자극하는 것이다. 이 치유력은 물질 육체를 유지하고 부패를 막는 생명력이다. 이 힘은 슈타이너가 에테르체라고 부른 일군의 비물질의 형성력으로 이루어지고 성장과 영양 공급에 특히 작용한다. 인간은 의식을 지닌 존재이기도 하여 환경을 의식하면서 감정으로 반응한다. 이러한 의식은 아스트랄체라고 불리는 제삼의 **육체**를 지니는 데에서 나오는데, 아스트랄체는 신경계에서 특히 작용한다. 마지막으로 인간은 자기 자신을 독립적인 의식적 존재로 알고 내적으로 변화시키는 힘을 지닌다. 이것은 인간이 지닌 네 번째 요소, 즉 정신의 핵인 자아(I)를 가리키는데, 근육 활동과 피를 통해 특히 나타난다(이 모든 개념을 이 책에서 상세하게 설명한다).

이 네 가지 요소가 하나의 전체를 형성하기 때문에, 환자가 도움이 필요하다면 이 네 가지가 하나의 전체로 다루어져야 한다. 인지의학 의사는 이 네 가지 면이 서로 관계 맺는 방식을 통해 질병을 이해하려고 한다. 예컨대 건강을 끊임없이 나쁘게 만드는 경향이 있는데, 의식의 활동이 물질 육체에 이화작용, 즉 분해의 효과를 낳기 때문이다. 에테르체의 동화 작용, 즉 축적의 힘은 좋은 건강을 유지하기 위해 이 효과와 끊임없이 싸워야 한다. 하지만 에테르의 힘 자체가 너무 강력해도 불균형이 다시 질병을 낳는다. 좋은 건강은 이러한 상반된 경향이 평형 상태를 유지하는 데에 좌우된다.

슈타이너의 저작을 통해 나타나는 매우 복잡한 인간의 모습은 이해하기 쉽지 않다. 결국 인지의학은 물질 육체에 관한 주류 의학의 교육으로 시작해서 나머지 세 가지 요소에 관한 이러한 묘사로 확장된다. 그러나 사고와 느낌과 의지력을 날마다 경험하다 보면, 자연과학은 물질적으로 측정할 수 없는 어떤 것도 모두 배제한다는 단순한 이유 때문에 자연과학의 설명 모델을 확장할 필요가 있다는 사실을 쉽게 이해할 수 있다. 이것이 바로 정신과학이 자연과학을 통해 얻은 물질 영역의 이해에 기반을 두고 우리 지식의 한계를 확장할 수 있는 점이다.

물질의 지각은 육체의 감각으로 제한되지만, 사고에는 그러한 한계가 없다. 예컨대 수학의 개념은 감각으로 지각할 수 없는 것이다. 정신의 영역은 육체의 감각으로 직접 지각할 수 없지만, 주의 깊은 관찰과 훈련된 사고를 통하면 누구라도 정신과학의 이해에 도달할 수 있다. 그런데 그 이상 나아갈 수 있다. 슈타이너는 사람들이 정신의 영역을 직접 지각할 수 있게 해주는 더 높은 형태의 지각이 어떻게 발달할 수 있는지 설명한다. 이러한 능력을 스스로 발달시킴으로써 그는 정신 영역에 관한 자신의 설명이 기초한 탐구를 할 수 있었다.

슈타이너는 대부분의 사람이 타고나는 물질 환경의 지각 능력에 더해 정신의 현상을 지각하는 능력을 지니고 있었다. 그런데 그는 모든 사람이 자신의 노력을 통해 발달시킬 수 있는 정신 지각의 후천적 기관을 지니고 있다고 주장했다.[4] 물질세계의 시각 이미지가 시각 장애인에게는 보이지 않는 것과 마찬가지로, 현재는 사람들 대부분이 정신 영역의 직접 경험에서 차단된다. 하지만 시각 장애인이 물질세계를 다르게 경험할 수 있고, 눈으로 볼 수 있는 사람이 들려주는 개념과 이 경험을 비교할 수 있는 것과 마찬가지로, 정신을 지각할 수 있는 발달한 힘을 가지지 못한 사람도 자신의 경험을 인지학의 지식과 비교할 수 있다.

예컨대 인지의학이 주류 의학의 관행에 더하는 개념들이 자연과학에 기초한 교육을 받은 사람에게는 이상하게 보일 수도 있다. 그러나 이런 일이 맹목적 신념이나 맹목적 불신을 북돋울 수는 없다. 이 개념들을 열린 마음으로 생각해본다면, 그것들은 그 자체의 장점에 근거하여 평가될 수 있다.

오늘날에는 인지의학의 작업이 독일과 네덜란드와 스위스에서 매우 널리 발달하여 이 나라들에는 몇 개의 병원과 수많은 개업의가 있다. 이 모든 병원과 의사들이 완전한 인가를 받아 국가와 민간의 의료보험 제도에 의해 자금을 공급받고 있다. 영어권 나라들에서는

---

4 이러한 발달의 과정에 관한 세부 설명은 슈타이너의 책 『고차 세계의 인식으로 가는 길(Knowledge of the Higher Worlds)』, 『초자연과학과 신지학(Occult Science and Theosophy)』 (Rudolf Steiner Press, UK)을 보라.

슈타이너의 작업 방법에 관한 관심이 꾸준히 증가하고 있음에도 그것이 널리 알려지는 데에 더 많은 시간이 걸렸다. 영국에서는 인지의학이 국민건강보험(National Health Service)과 사적 부담을 통해 실행되고 있다.

이 책은 인지의학에 관한 더 폭넓은 이해를 돕고 전 세계의 점증하는 관심의 요구를 충족하기 위해 썼었다. 주로 일반 독자를 위해 기획되었지만, 치료 방법을 확장하고자 하는 보건 전문가에게도 유용하기를 바라 마지않는다. 지면의 제한으로 몇몇 개념은 단순화될 수밖에 없었지만, 더 깊은 설명을 얻고자 하는 독자를 위해 더 읽을 만한 광범위한 참고 문헌을 제시했다.

이 책은 무자격 개인에 의한 치료를 위한 안내서가 아니다. 의사와의 적절한 상담을 대신할 수 있는 책도 아니고 훈련용 안내서도 아니다. 더 많은 정보를 어떻게 얻을 수 있는지를 보여주는 광범위한 참고 문헌 목록이 책 뒷부분에 있는데, 그 속에는 인지의학의 치료를 받을 수 있거나 인지의학 방법의 훈련을 신청할 수 있는 곳에 관한 안내도 들어 있다.[5]

---

5 서문 전체의 이해를 위한 참고 문헌: A.P. 셰퍼드, 『루돌프 슈타이너: 보이지 않는 것을 탐구한 과학자(Rudolf Steiner: Scientist of the Invisible)』(Floris Books, UK, 1991). 슈타이너와 그의 연구의 입문서이다.

Contents

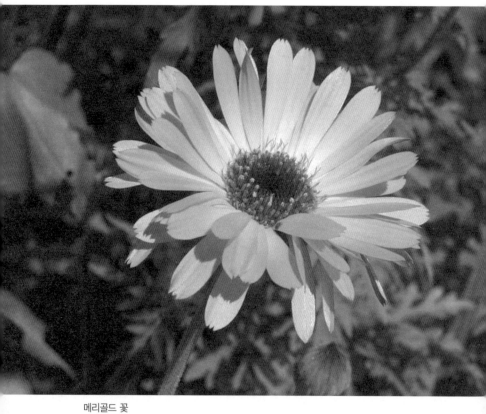

메리골드 꽃

1

의료의 예술과 과학 확장하기

인지의학은 그 치료 방법 때문에 점점 더 좋은 평판을 얻고 있고 급속히 변화하는 세계의 요구에 부응하는 새로운 접근 방법을 제공한다. 인지의학이 대체요법과 혼동되어서는 안 되는데, 주류 의학의 지식과 경험에 확고히 기반을 두기 때문이다. 주류 의학과의 차이는 인지의학 치료법이 환자의 물질의 요소뿐만 아니라 비물질의(또는 정신의) 요소들을 다룬다는 점에 있다.

주류의 치료법을 확장하기 위해 그러한 요소들을 가지고 작업하는 것이 인지의학을 애매하거나 정밀하지 못한 것으로 만들지 않는다. 인지의학 의사들은 먼저 주류 의학의 훈련을 받고 주류 의학 의사의 자격을 얻은 뒤에, 물질 육체라는 주류 의학의 개념에 또 다른 세 가지 요소를 더하는 인지의학 공부를 마쳐야 한다. 이 세 가지 요소가 인간에 관한 더욱 완전한 상을 보여주는데, 인지학 용어로는 에테르체, 아스트랄체, 그리고 자아('I')라고 불린다.[6]

이것들은 비물질의 정신적 요소로서 물질적 감각으로 지각될 수 없지만 모든 사람에게 있는 것이다. 이것들을 정신적인 것으로 설명하는 것이, 인지의학이 종교적이거나 다른 어떤 신념에 기초한 것임을 암시하는 것으로 이해되어서는 안 된다. 인지의학은 정신과학의 방법에 기초하는데, 이 정신과학은 자연과학과 똑같은 엄격함과 규율을 지니지만 관찰의 경계를 물질세계 너머로 확장한다.

해부학, 생리학, 생화학

우리가 아는 바대로 주류 의학은 자연과학, 즉 무게를 달고 수치를 측정하거나 계산할 수 있는 모든 물질 현상에 관한 학문에서 만들어진 것이다. 지난 500년 동안 자연과학은 우리를 둘러싼 세계에 관한 우리의 이해를 엄청나게 확장했다. 초기의 과학자 가운데 많은 사람이 그들의 발견 때문에 박해받았음에도, 이 새로운 탐구 방법에 고무되어 전통적인 종교와 철학의 가르침에 더는 의존하지 않아

---

6 에테르체, 아스트랄체, 그리고 자아는 각각 생명 요소, 영혼 요소, 그리고 정신이라고 불리기도 한다.

도 되었다. 오늘날 우리에게 이 독립적 탐구의 정신은 기술과 의학에서 자연과학이 이룬 빛나는 업적만큼이나 중요한 유산이다.

세계에 대한 현대 과학의 관점은 발견에 발견을 더해가면서 점점 더 진화했다. 현대 과학의 개척자들은 태양과 관련된 행성들의 분명한 움직임을 설명하는 공식들을 만들어내면서 천문학과 물리학 분야에서 가장 위대한 공헌을 했다. 17세기에 아이작 뉴턴은 힘과 중력이라는 개념을 제시했고, 이를 통해 자력으로 움직일 수 없는 물체가 지구로 떨어지는 방식을 설명하는 것과 똑같은 공식으로써 행성들의 움직임을 설명했다. 화학반응이 일어나기 전과 그 뒤의 무기물의 무게를 재어 그 반응을 수학으로 설명하는 것이 가능하다는 사실이 발견되었을 때, 화학의 기본 법칙이 공식화되기 시작했다.

르네상스 시기 이탈리아에서는, 인간을 해부하는 데 관심이 높았던 예술가들이(특히 레오나르도 다 빈치가) 육체 내부를 최초로 상세하게 그리기 위해 시체를 해부했다. 현대 해부학은 죽은 육체에 관한 이 연구로부터 발달했다. 마찬가지로, 인간과 동물의 육체와 기관들의 기능을 관찰하고 측정하는 것은 생리학, 즉 본질상 살아 있는 유기체에 적용되는 물리학의 방법이 점점 더 발달하는 결과로 이어졌다. 생화학, 즉 본질상 살아 있는 것들에 적용되는 화학의 방법 또한 나타났다.

이 세 가지 과학, 즉 해부학, 생리학, 생화학이 모든 의학도에게 기본으로 교육된다. 이 각 학문의 원리는 살아 있지 않은 것에 관한 연구에서 만들어진 것이지만, 그 원리의 방법들은 살아 있는 것, 즉 식물과 동물과 사람에게 적용되어왔다. 이 때문에 (의학을 포함하는) 현대 과학은 세계에 관한 불완전한 상을 제시한다. 앞으로 보게 될 바와 같이, 자력으로 움직이지 못하는 물질에 관한 법칙들은 살아 있는 것들의 물질 면에만 적용되어야 한다. 그 법칙들은 살아 있는 것들의 생명, 영혼, 정신의 차원을 고려하지 않기 때문에, 그 불완전한 상을 완성하기 위해서는 더 진전된 과학이 요구된다. 이것이 바로 정신과학, 즉 인지학의 역할이다.

생명 과정

모든 생명은 피의 순환, 간으로 들어가고 간에서 나오는 물질들의 흐름, 소화 활동 같은 과정에 그 특징이 있다. 자연과학에서 이러한 과정들에 대한 검토는 기계적 체계와 화학반응의 검토로 국한되는데, 전형적으로는 유기체를 연구하기 위해 분해하고 그렇게 분해한 부분들의 정상적 환경 바깥에서 그 부분들을 분석한다. 이것은 그 과정들의 물질적 표현을 실험실 안에서 다루어질 수 있는 형태로 고정하지만, 살아 있는 존재 안에 있는 그 과정의 역할을 충분히 설명하지 못한다. 자연과학은 그 과정 자체보다는 그 과정의 스냅사진을 분석하는 경향이 있다고 말할 수 있을 것이다.

인지학은 그 과정들을 정신 원리의 표현으로 본다는 점에서 이러한 접근법과 차이가 있다. 생명 요소(즉, 에테르체)를 이해하기 위해 먼저 파악해야 할 것이 바로 물질 영역의 기초를 이루는 이 고차의 원리이다. 단 하나의 스냅사진보다는 생명 과정과 관련된 활동을 연구한다면, 자력으로 움직일 수 없는 물질을 살아 있는 복잡한 몸속으로 조직해 넣는 바로 그 요소를 이해하는 단계로 나아가게 된다.

생명이 우세한 곳은 어디에서나 물질의 정상적 움직임이 변화되거나 심지어 반대로 된다. 예컨대 생명이 없는 물질은 항상 분해의 상태로 향하는 경향이 있다. 돌담은 부서져서 침식을 통해 먼지가 되고, 주전자는 열원에서 옮겨지면 주변에 있는 것들과 똑같은 온도로 되돌아간다. 하지만 식물과 동물과 인간 속에서 물질은 복잡한 물질 육체로 조직된다. 생명 요소가 현존하는 한 높은 상태의 조직화가 보존된다. 그러나 죽을 때 생명 요소가 떠나버리면, 그 물질은 다시 부서져 분해된 상태가 되어 **먼지**로 되돌아간다.

생명이 물질 영역의 법칙들을 어떻게 변화시키는지 보여주는 또 다른 예를 통해, 자력으로 움직이지 못하는 물질이 중력의 영향 아래 예상된 상태로 떨어진다는 것을 관찰할 수 있다. 하지만 식물은 중력에 대항하면서 땅에서 태양을 향해 자라난다. 물론 식물이 여전히 중력의 지배를 받기 때문에 익은 사과가 땅으로 떨어진다는 사실은 인정된다. 중요한 점은, 식물이 지구에서 광물질을 뽑아내어 그것을 미리 결정된 구조에 맞게 조직하고, 그 전체에 중력에 대항하는 능력을 부여한다는 사실이다.

의과대학에서는 학생들이 몸 전체의 해부학, 다양한 기관의 생리학, 그 기관들을 구성하는 조직들(조직학), 그 조직들을 형성하는 세포, 그리고 세포를 구성하는 분자 사이에서 발생하는 생화학 작용을 배운다. 꼭 인정받는 것은 아니지만, 어떤 질병이 세포나 분자 차원에서 설명될 수 있을 때 가장 미세한 요소의 면에서 하는 설명이 가장 기본적이라는 점이 현대 의학에서는 받아들여진다.

환원주의

이러한 접근법은 끊임없이 더 작은 구성 부분을 분석하는 과학자들의 능력과 나란히 진화했고 특히 지난 세기에 유래한 것인데, 이때는 현미경 기술의 개선이 세포의 발견을 가능하게 했다. 독일 병리학자 루돌프 비르초프는 인간을 포함해 모든 살아 있는 것들은 세포로 이루어져 있다고 말했다. 사람이 아프게 되면, 그는 세포들이 병들어 그런 것이라고 말했다. 세포가 어떻게 병들게 되는지 알게 된다면, 우리는 사람이 어떻게 병드는지 알게 된다.[7] 그의 단순한 발상이 현대 병리학, 즉 몸의 질병에 관한 과학의 기초를 만들었다.

질병의 단 하나의 원인을 찾는 경향은 진단으로도 이어진다. 환자가 경험하는 것과 의사가 관찰하는 것이 곧바로 질병을 설명하는 출발점이 된다. 그 설명이 세포의 변화와 같은 아주 작은 요소로 이

---

7 비르초프가 1858년에 행한 20번의 강연이 『조직생리학과 조직병리학에 기초한 세포병리학(Cellular Pathology as based upon Physiological and Pathological Histology)』으로 1863년에 영국에서 출간되었다.

루어지면 그럴수록, 더 근본적인 설명이라고 여겨진다. 이렇게 가장 작은 부분을 가지고 설명하고자 하는 것이 환원주의라고 알려진 사상 유파로 귀결되는데, 이것이 주류 의학의 가장 독특한 특징 가운데 하나이다.

어떤 환자가 몸무게가 빠지고, 몸은 떨면서, 맥박은 빠르고, 평소보다 많이 먹는 데다 약간 활동 과잉이라고 가정해보자. 이 질병은 갑상선기능항진증(갑상선, 즉 티록신이라는 갑상선 호르몬의 생산을 통해 신진대사의 비율을 조절하는 목 안의 분비선의 활동 과잉)으로 진단될 수도 있다. 관심이 그 환자의 전체에서 한 부분으로 옮겨간다. 티록신 농도가 증가했는지를 보기 위해 혈액검사가 이루어지고, 이러한 검사 결과가 나타나고 나서야 의사는 진단 결과를 얻었다고 느낀다.

이러한 접근법은 주류 의학의 수많은 성공으로 이어졌다. 자연과학은 의사에게 현미경으로나 보이는 차원에 끼어들 수 있는 능력을 주었다. 예컨대 의사는 갑상선의 생산을 억제하는 화학물질을 투여하거나, 반대로 핏속에 티록신 농도가 부족한 환자에게 티록신을 합성해서 줄 수 있다. 세균과 전염병 사이의 연관성의 발견은, 세균의 화학적 구조를 파괴하면서도 인간 육체의 화학적 성질은 거의 방해하지 않거나 전혀 방해하지 않는 약에 관한 연구로 이어졌다. 그 결과 이루어진 항생제의 발견은 의사에게 전염병과 싸울 수 있는 힘을 주었고, 현재 항생제는 세균이 질병과 관계되어 있다고 생각될 때는 언제나 사용된다.

영역	속성	자연의 왕국	인간의 요소
정신	자아의식	인간	나(또는 자아)
영혼	의식	동물	아스트랄체
생명	생명	식물	에테르체
물질	무게를 달 수 있고 수치를 측정할 수 있음	광물	물질 육체

도표 1.

이러한 진보는 자연과학의 발견으로 가능해졌고 환원주의 방법의 결과로 보일 수 있다. 아마도 그 성공 때문에, 환원주의 방법은 다른 모든 것을 지배하고자 했고 의약품이 이해되고 만들어지는 방식에서 주도권을 가져오기도 했다. 20세기 이전에는, 의약품을 주로 식물로 만들었지만 일부는 광물과 금속으로 만들기도 했다. 약초 치료제는 알코올과 물을 혼합한 것 속에 잘게 자른 식물을 일정 시간 세워두었다가 추출물을 걸러내어 팅크[8]를 만들어낸 것이었다. 이와는 대조적으로, 현대 약학에서는 더 강력하고 예측 가능한 약품을 만들 의도로 본래의 식물에서 개별 화학물질을 분리하고 정제한다. 그 화학물질은 종종 다시 복제되거나 개조되어 인공물로 만들어진다. 약학은 또한 이런 방식으로 식물이라는 온전한 유기체에서 단일한 화학 성분으로 옮겨갔다.

---

8 [역주] 팅크(tincture): 동식물에서 얻은 약이나 화학물질을, 에탄올 또는 에탄올과 정제수의 혼합액으로 흘러나오게 하여 만든 액제(液劑). 요오드팅크, 캠퍼팅크 따위가 있다.

생명체

  주류 의학이 적용되는 전 영역을 보면, 그것이 모든 방식의 인명 구조에 개입하는 것을 가능케 했음이 분명하다. 주류 의학은, 예컨대 손상된 관절의 교체를 통해 사람들의 삶에 막대한 개선을 가져다주기도 했다. 인지의학에서 그렇지 않다고 주장하는 것이 아니며, 주류 의학의 방법을 때로는 적절한 것으로 인정한다. 그러나 인지의학이 물질 육체만을 치료하는 것을 넘어서는 방법을 제공한다는 사실은 특별히 중요한데, 많은 질병의 원인은 인간을 구성하는 비물질의 요소에 있기 때문이다. 이 책은 인지의학이 어떻게 주류의 치료법이 가진 치유 가능성을 확장하는지, 또한 어떻게 환원주의의 일면적 접근법을 넘어서는지 보여준다.

  무기물의 관찰 결과로 살아 있는 것들의 완전한 본성을 적절히 파악할 수 있다고 가정하는 것은 오류이다. 생명 요소에 적용되는 법칙은 물질세계의 법칙과 아주 다르다. 따라서 생명 그 자체가 주류 의학이 파악하지 못하는 비물질의 차원 가운데 하나라는 사실은 놀라운 일이 아니다. 사람과 같은 유기체가 물질 육체를 만들어내기 위해 물질 재료를 사용한다는 점은 현대 과학으로 이해되지만, 사람의 살아 있는 요소는 그 물질 성분을 검토해서는 이해될 수 없다.

  육체가 성장하고 성숙하여 어떻게 생명 요소, 즉 에테르체의 활동에 대한 감각을 얻게 되는지를 보아야 한다. 죽음에 이르면 물질 육체는 썩어서 다시 지구로 돌아가고, 그 육체를 만들어내는 데 사용되었던 원재료로 되돌아가게 된다. 생명이었던 동안에는, 에테르의 작용이 그 물질들을 한데 묶어서 매우 복잡한 육체로 조직한다. 이 생명 요소는 자연과학의 방법으로는 이해될 수가 없는데, 물질로 된 것이 아니기 때문이다. 사실 물질 육체 자체에 대한 우리의 이해는 정신 요소에 관한 지식을 통해 진전된다. 그렇게 될 때, 물질 요소는 정신 요소와의 긴밀한 관계 속에서 기능하면서 전체의 정체성을 이루는 데 보조 역할을 한다는 사실이 분명해진다.

영혼

생명 요소라는 개념에 더하여, 인지의학이 도입하는 두 번째 영역은 우리의 느낌, 본능적 충동, 그리고 우리를 둘러싼 세계에 대한 내면의 감각과 관계된다. 우리의 느낌과 같은 우리 자신의 내면 경험은 우리 자신에게는 분명한 것이지만 우리가 외부의 자연을 보는 방식으로 다른 사람의 느낌을 관찰할 수는 없다. 따라서 타인의 느낌은, 관찰 가능하고 측정 가능한 것에 스스로를 한정하는 자연과학의 기술로는 이해할 수가 없다. 이 문제가 내면생활 또는 영혼 생활을 이해하는 여러 방법의 발전을 낳았다. 예컨대 생물물리학 모델에서는 신경계의 생리학과 생화학을 고찰함으로써, 의식의 토대를 물리적이고 화학적인 데에서만 찾는다. 또 다른 방법인 행동주의에서는 인간과 동물이 행동하는 방식의 원인이 되는 외부의 자극을 찾아내려 한다. 정신분석에서는 느낌과 사고로 스스로를 표현하는 무의식적·본능적 충동에 집중한다. 실존주의 또는 현상학의 방법에서는 세계와 영혼 그 자체의 이해를 발전시키려고 애쓰는 영혼의 측면을 강조한다. 사회정신의학(social psychiatry)에서는 영혼 생활을 형성하는 데에서 사회 환경의 역할을 고찰한다.

인지의학은 이러한 방법들이 영혼 생활의 특정 측면을 파악하기 위한 시도라는 점을 인정하지만, 각각의 방법이 영혼 생활을 온전하게 설명하지 못한다는 사실을 주목한다. 예컨대 영혼을 생리학적 작용의 표현으로만 보아서는 영혼의 이해에 도달할 수 없다. 물질 육체가 물질세계에서 존재하는 것처럼, 영혼의 세계는 독립된 영역이어서 영혼은 이 영역에서 산다. 그러나 이것은 사람들의 영혼이 그물질 육체에서 완전히 분리되어 있음을 뜻하지는 않는다. 생명이 유지되는 동안 끊임없는 연결 관계가 있어서 영혼은 물질 육체를 통해 받아들이는 느낌에 깊이 영향을 받는다.

무기질의 물질 요소는 인간, 동물, 식물, 광물에 공통된 것이다. 생명 요소는 인간, 동물, 식물에 공통된 것이다. 영혼 요소는 —느낌, 열정, 본능, 의식을 특징으로 하는데— 인간과 동물에게 공통된 것이다. 이것들에 더해, 우리를 인간으로 만들어주고 다른 세 왕국으로부터 분리하는 네 번째 요소가 있다. 우리가 의식을 가질 수 있을 뿐만 아니라 우리가 의식이 있음을 **알게** 해주는 것이 바로 정신의 핵심(spiritual core)이다. 달리 말하자면, 스스로를 의식하는, 또는 스스로를 지각하는 존재라는 것이다. 스스로를 지각한다는 사실은 우리가 우리 자신을 언급하기 위해 **나**라는 말을 사용할 때마다 나타난다. 이것은 우리가 우리의 존재를 개인으로 의식할 때에만 가능하다.

나 또는 자아

인지의학이 현대 의학 관행에 더하는 세 번째 영역은 이러한 가장 내밀한 정체성 감각, 즉 **나** 또는 자아와 관계되어 있다. 우리의 사고와 느낌이 하루하루 변해가는 동안 내내, 우리는 항상 정체성 감각을 유지한다. 우리의 물질 육체 또한 생애 내내 극적으로 변화한다. 그 물질 성분은 끊임없이 바뀌기 때문에, 생애가 시작될 때 몸 안에 있었던 수많은 원자가 몇 년 뒤에 남아 있을 가능성은 희박하다.

하지만 우리가 **나**라고 부르는 어떤 중심이 있는데, 이것을 우리는 생애 내내 항상 존재하는 것으로 경험한다. 이 내면의 정체성이 우리를 외부 세계로부터 구별해주고, 단지 물질 육체의 요구를 충족하는 것을 넘어서서 우리 자신과 우리의 환경에 관한 진정한 지식을 찾도록 추동한다. 동물과 마찬가지로 인간은 외부의 사건에 반응하지만, 인간만이 본능을 넘어서는 창조적 행동을 마음에 품고 실행한다. 이 중심, 이 **나**가 인간의 정신이고, 우리 각자를 독특한 존재

로 만들어준다.[9]

전체를 치료하기

어떤 개인을 온전히 치료하는 의학은 인간의 네 가지 면 모두, 즉 물질과 생명과 영혼의 요소, 그리고 정신 모두에 관한 지식에 기초해야 한다. 각각의 면은 다른 면들과 상호작용하지만 전체로서의 개인이 이 네 가지 중 어느 하나로 환원될 수는 없다. 인지의학은 이 네 가지 면의 본성을 설명하는데, 이 네 가지 면의 상호 관계의 어긋남이 어떻게 질병을 낳을 수 있는지 또한 설명한다. 주류 의학의 의사들은 환자의 정서 상태가 특정한 물질적 질병의 원인이 될 수 있다는 것을 알지만, 이 질병이 어떻게 생겨나는지는 거의 이해하지 못한다. 인지의학이 귀중하고 새로운 형태의 치료법을 제공할 수 있는 것이 바로 특히 여기, 즉 영혼 생활에서의 어긋남이 어떻게 물질의 증상으로 나타날 수 있는지를 설명하는 데에서이다. 인지의학은 단순히 질병의 증상을 억제하기보다는 그 질병의 원인을 치료하는 데 목표를 둔다.

환자의 한 가지 요소에 영향을 끼치는 어떤 치료법도 다른 요소

---

9 인간의 이 모든 비물질의 면들, 즉 생명 요소, 영혼 요소, 그리고 정신을 정신적인 것으로 설명할 수 있지만, 정신 그 자체야말로 중심의 핵이자 독특한 내면의 정체성이다.

들에 영향을 미칠 수 있다. 예컨대 육체의 특정 증상을 완화하는 데 목표를 두는 주류 의학의 약물 치료는 물질 육체에 우선적 효과를 낼 수 있지만, 계속해서 정신의 요소에 영향을 미친다. 이 제2의 효과는 유익하지 않을 수도 있다. 다른 한편, 육체에 직접적인 화학적 효과를 내는 것이 아니라 치유 작용을 자극하는 경향이 있는 동종요법은 생명 요소 자체 내에 주로 행위를 가하는 것으로 이해될 수 있다. 이러한 이유로 동종요법과 그 효과는 자연과학의 측정 가능한 법칙으로 이해될 수 없다. 동종요법은 비물질의 생명 요소를 통해 전체로서의 환자를 치료하는 것이어서 그때 적용되는 법칙으로만 이해될 수 있다.

생명 요소를 통해 치료하는 작업에 더해, 인지의학은 주로 환자의 영혼 요소를 통해 치료하는 다양한 예술 치유법을 사용한다. 또한 상담을 통해 환자는 자신의 삶에 관한 새로운 통찰을 하게 되어 생활방식에 이로운 변화를 주는 결심에 이르게 된다. 이런 식으로 의사는 환자의 정신, 즉 의식하는 자아와 직접 대면하여 치료 작업을 한다.

물론 인지의학은 응급 상황에서와 같이 적절한 때에는 수술이나 주류 의학의 약을 사용하는 것을 거부하지 않는다. 그러나 그 사용의 물질적 결과뿐만 아니라 정신적 결과가 올바르게 평가되어야 한다. 인지의학은 이러한 방법들에다, 인지의학이 보는 온전한 인간의 모습에 따라 치료법의 시야를 확장해주는 새로운 영역의 약과 치유법을 더한다. 이 약과 치유법은 단지 더 오래된 전통적 형태의 동종요법이나 약초 치료법을 사용 가능한 방식으로 현대에 이식한 것이 아니다. 이것은 자연과학을 통해 배운 것에 엄청난 것을 더한 새로운 정신과학의 이해에 기초하여 발전된, 오늘날의 확장된 의료의 방법이다.[10]

---

10 1장 전체의 이해를 위한 참고 문헌: 『실용 의학 확장하기: 정신과학에 기초한 기본 원리들(Extending Practical Medicine: Fundamental Principles Based on the Science of Spirit)』(5판) (Rudolf Steiner Press, UK, 1997). 인지의학에 관한 기본 저작(인지학에 관한 충분한 이해가 필요하다).
   페터 호이저, 『인지학과 과학 입문(Anthroposophy and Science: An Introduction)』 (Peter Lang, UK, 2016). 학문적 과학의 차원에서 인지학과 인지의학의 과학적 기초를 전면적으로 안내하는 입문서.

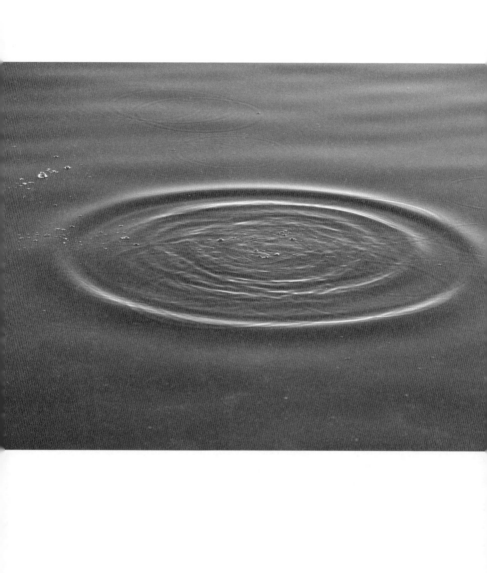

2

생명에 관한 새로운 공부

생명 요소 또는 에테르체는 물질 육체의 조직을 지배하는 형성력으로 이루어져 있다. 홀로 남겨지면, 물질 육체를 구성하는 물질들은 죽음 이후에 벌어지는 바와 같이 분해되고, 이때 물질 육체는 물질세계의 법칙에만 영향을 받게 된다. 순수하게 물질적이고 화학적인 관점에서 보자면, 죽음 이전과 이후 순간의 육체 사이에는 차이가 거의 없다. 그러나 에테르체가 죽자마자 물질 육체는 고도로 조직된 구조물에서 먼지로 썩기 시작한다.

물질 육체의 모든 기관은 그것의 기초를 이루면서 그것에 상응하는 에테르체를 지닌다. 에테르체는 물질로 된 기관들을 하나의 복잡한 전체로 만드는 일을 책임질 뿐만 아니라, 그것들을 끊임없이 보수하고 재구성하면서 유지하기도 한다. 우리가 의사의 진찰을 받건 말건, 에테르체는 덜 심각한 병에서 때가 되면 회복하는 우리의 자연스러운 경향의 원천으로서 우리를 건강하게 유지하려고 애쓴다. 이러한 자가 치유는 우연히 일어나지 않는다. 이것은 에테르체가 물질 육체의 죽음과 부패에 끊임없이 대항하는 일의 결과이다.

에테르체는 물질이 아니어서 물질 육체를 고찰해서는 분명히 이해될 수가 없다. 물질로 된 기관을 보면 물질 육체의 형태가 나타나는데, 이것은 하나의 에테르체의 표현이지만 생명 요소 그 자체는 아니다. 에테르체를 이해하지 않고는 어떤 유기체나 그 유기체의 질병도 완전히 이해할 수 없다. 이것은 암을 예로 들어 분명히 설명할 수 있다.

암은 전통적으로 세포의 질병이라고 이해된다. 건강한 유기체에서는 세포 번식을 통해, 그리고 서로 다른 형태를 띠면서 종종 복잡함을 증가시키는 세포의 무리들을 통해 성장이 이루어지는데, 이러한 과정에 의해 서로 다른 기관과 조직이 형성된다. 완전히 발달한 유기체 안에는 서로서로 다르고 처음에 생겨난 세포와도 다른 수많은 형태의 세포가 들어 있다. 퍼져나가면서 제거된 뒤에 다시 생겨나는 경향이 있는 암 종양은, 가장 정상적인 세포보다 훨씬 더 빠르게 증식하는 세포들로 이루어진다. 그것들은 자라나면서 병든 조직의 경계를 뚫고 나가 혈관을 통해 온몸을 돌아다니기도 한다. 종종 암세포는, 마치 그 암이 자연스러운 구별 작용을 뒤집어놓은 것처럼, 감염된 조직 속의 정상 세포와 구별되지 않게 된다. 일반적으로 그 암

세포들이 덜 구별되면 그럴수록, 그것들의 행태는 더 악성이다.

이러한 상에 기초를 둔 주류 의학의 치료법에서는 암세포를 수술로 제거하거나, 아니면 방사선이나 세포 독극물(cell poisons)을 사용하여 죽이려 하는데, 그렇게 해서 정상 세포에 최소의 해만을 가하기를 바란다. 불행하게도, 암세포의 화학적 성질은 정상 세포와 거의 다르지 않은데, 이것은 인간 세포와 매우 달라서 항생제 사용의 표적이 쉽게 되는 세균과 다른 점이다. 암세포의 주된 특징 중 하나는, 암세포가 정상 세포보나 더욱 빠르게 번식하는 경향이 있어서 가장 빠르게 분열되는 세포를 공격하는 독물이 사용된다는 점이다. 그러나 (감염에 맞서 싸우는 피의 성분인 백혈구를 만들기 위해 번식하는) 골수 안의 세포와 같은, 정상적인 속도로 빠르게 번식하는 건강한 세포도 이 약의 독으로 죽는다.

에테르체 이해하기

인지학의 관점에서 볼 때, 일종의 주형(鑄型, template), 즉 디엔에이를 복제할 때 바탕으로 쓰이는 분자는, 세포가 번식하고 육체의 서로 다른 기관을 이루는 집단들로 분화되는 과정에서 그 세포들을 안내하는 에테르체를 통해 활동한다. 이러한 형성의 원리가 어떻게 수정란으로부터 계속해서 육체 발달에 관계되는지를 이해해야만 암 자체를 이해할 수 있다. 그러고 나면, 에테르체의 한 부분이 고장

나는 데서 암이 생긴다는 것이 분명해지는데, 바로 이 에테르체를 통해 그 인간의 형태가 세포에 찍히는 것이다. 이러한 고장이 세포가 통제되지 않는 방식으로 번식하는 것을 허용하여 마침내 그 유기체의 나머지 부분도 손상하게 한다. 따라서 암에 대한 더 적절한 치유법은 암이 발생한 부분의 형성력을 복구하도록 도움을 주는 치유법이 될 것이다. 강화되어야 하는 힘은 세포의 생명력보다는 조직의 형태를 유지하는 데 관계된 힘이어야 할 것이 분명하다. 이것은 암세포를 죽여 없애려 하는 것과 아주 다른 치료법을 뜻한다.[11]

일부 주류 의학 의사들은 주류 의학에서 그리는 암의 모습을 모두 받아들이지 않고 자신의 관찰과 추론을 통해 인지학의 관점에 분명히 근접해 있다는 점은 주목할 가치가 있다. 반세기 전에 데이비드 스미더스 교수는 1960년대 런던대학의 방사선치료 교수로 있을 때 주류 의학의 관점에 의문을 품었다. 그는, 예컨대 아메바 같은 단세포 유기체를 관찰하면서 세포 하나하나를 따로따로 연구하면, 그 세포들은 자기에게 허락되는 음식 공급만큼 빠르게 번식하는 것이 분명히 보인다고 말했다. 그 세포들은 자기들의 분열이나 운동에 제한을 두지 않고, 그 자손은 그 부모 세포와 매우 흡사하게 닮는다. 새로운 유형의 세포로 변이되지 않기 때문이다. 그 세포들은 원시 상태로 남는다고 말할 수 있을 것이다. 스미더스 교수는 이것이

---

11 13장과 14장에서 이러한 방침에 따른 의학적 치료의 발전에서 이루어진 실제 조치들을 설명한다.

암세포의 행태와 아주 비슷하다는 점을 지적했다. 암세포도 급속히 번식하고 자유롭게 움직이며 변이되지 않는다. 따라서 하나의 세포의 관점에서 보자면, 암세포는 정상적으로 행동하는 세포이다.

이러한 생각을 따라가다 보니 스미더스는 육체의 세포가 배아기의 발달 단계 동안 분명히 부자연스러운 방식으로 행동하는 이유가 의아스러웠다. 이어지는 세대의 세포들은, 마치 자기들이 타고난 성향보다는 어떤 더 위대한 기능에 쓰이고 있다는 듯이, 부모들과 아주 다르게 되고 자기들의 번식이 제한되는 것을 허용한다. 스미더스는, 특정 유기체의 형태가 생겨나는 방식으로 세포들의 발달을 인도하는 힘이 틀림없이 있다고 생각했고, 그렇게 주어진 형태는 "살아 있는 유기체가 존재하는 데 필수 불가결한 비물질의 통제력"이라고 결론지었다.[12]

더 최근에는, 이러한 종류의 사고가 조토와 조넨샤인에 의해 '암 조직의 구조 영역 이론'에서 더 진전된 형태로 받아들여졌다.[13]

---

12 D.W. 스미더스(Smithers), 「암 – 세포학에 대한 공격(Cancer – an Attack on Cytologism)」, *The Lancet*, 1962.3.10.

13 조토(Soto) A.M., C. 조넨샤인(Sonnenschein), 「암 조직의 구조 영역 이론: 체세포 돌연변이 이론을 대체할 수 있는 것(The tissue organization field theory of cancer: a testable replacement for the somatic mutation theory)」, *Bioessays*, 2011, 33: 332–40.

에테르체의 본질

　자연과학이 기관에서 분자와 그 너머로 내려가면서 더욱더 작은 부분들을 연구함으로써 살아 있는 것들을 이해하고자 하는 동안, 이러한 연구에서 나타난 한 가지 사실은 그 더 작은 부분들이 끊임없는 변화 상태에 있다는 점이다. 육체에서 가장 영구적인 부분으로 보이는 해골의 성분조차도 끊임없이 변화한다. 뼈의 광물 성분은 탄산칼슘과 인산칼슘의 결정체인데, 이 단단한 물질조차도 용골세포와 조골세포라 불리는 세포들에 의해 끊임없이 분해되고 갱신된다. 이렇게 반복 순환되는 변화는, 모든 가장 단단한 물질 가운데 치아의 에나멜질을 있을 수 있는 예외로 하고는, 몸 전체에 해당하는 것이다. 우리가 어떤 사람의 몸속에 있는 모든 분자에 꼬리표를 붙일 수 있다면, 실제로 모든 사람이 몇 년 뒤에, 심지어 어떤 경우에는 몇 시간 뒤에 바뀌어 있다는 사실을 알게 될 것이다. 명백하게도, 어떤 유기체의 필수적 본질은 그 물질 성분이 아니다.

　어떤 유기체의 실제 물질에 가장 근접한 이미지는 어떤 기계가 아니라 오히려 강과 같은 움직이는 액체의 형태이다. 어떤 강 전체의 형태를 보면, 어느 정도까지는, 즉 몇 주 동안에는 안정되어 있다는 것을 볼 수 있다. 하지만 강물 자체에 초점을 맞추고 그것을 물방울이나 분자까지 분석하면, 이것들은 강을 따라 흘러내려 가면서 끊임없이 교체된다는 사실을 곧바로 분명하게 보인다. 강의 내용물은 항상 변화하지만, 그 전체 형태는 아주 변함없이 남아 있다. 좀 더 유추해보자면, 강의 형태를 결정하는 것은 그 물 자체가 아니라 강이 흐르는 지형의 영향이라는 것 또한 알 수 있다.

몸의 끊임없이 변화하는 물질 성분 속에서 인간의 형태를 이해하려고 하는 것은, 강물의 분자를 분석하여 강의 형태를 이해하려고 애쓰는 것만큼이나 헛된 일이다. 강의 경우에는 우리가 설명을 위해 지형을 볼 수 있지만, 자연과학은 인간 형태의 원천을 발견하는 데 도움이 되지 못하는데, 우리는 우리의 물질 감각을 사용하여 에테르체를 지각할 수 없기 때문이다. 하지만 우리는 보이지 않는 힘이 물질 재료에 형태를 부여하는 물질세계의 사례들을 봄으로써 에테르체를 그려보는 시도를 할 수 있을 것이다.

예컨대 자기장이 있는 데에서 쇠 줄밥은 뚜렷한 형태로 배열된다. 이 형태들은 줄밥 자체를 보기만 해서는 이해될 수 없다. 그것은 줄밥의 행태가 분명해지는 자기장의 본질을 분석함으로써만 가능하다. 여기서 에테르체와 물질 육체 사이의 관계에 어떤 유사점이 나타난다. 그러나 에테르체의 힘은 자연과학의 기술을 사용하여 측정하거나 나타낼 수 없다는 점에서 여전히 자력과 뚜렷이 구별된다. 에테르체의 힘은 물질의 힘이 아닌 정신의 힘이다. 또 다른 방법이 필요한데, 이 방법은 우리가 물질세계를 정상적으로 직접 의식하는 것과 똑같은 방식으로 에테르체의 영역을 직접 의식적으로 경험하는 것으로 이끌 수 있다.

괴테의 원형

18세기에 독일의 작가이자 과학자인 요한 볼프강 괴테는, 식물과 동물과 인간의 생명 요소는 물질 감각으로 직접 지각될 수 있는 것을 통해서는 파악될 수 없다고 말했다. 그는, 실제의 식물은 그것의 생명 순환, 즉 씨앗, 묘목, 성장하는 녹색 식물, 꽃을 피우는 식물, 열매를 맺는 식물 또는 시드는 식물의 순환 속의 어느 주어진 순간에 볼 수 있는 것이 아니라고 말했다. 실제 식물의 진정한 본질은 이 모든 것들을 아우르는 것이지만 다양한 물질 형태 속에서 스스로를 표현하는 보이지 않는 원형(archetype)이다. 식물의 순간적 발현을 볼 수는 있지만, 그것은 그 원형 자체는 아니다. 괴테는 더 나아가, 생명 요소는 물질 감각으로 볼 수 없지만 사고 속에서 파악될 수 있고, 인간의 사고와 추론의 힘이 지각 능력으로 변형되는 것은 가능하다고 말했다. 사고하기는 또 하나의 지각 기관으로 될 수 있을 만큼 강화될 수 있고, 이를 통해 생명의 작용들이 직접 지각될 수 있다.

루돌프 슈타이너는 이러한 능력을 지니고 있어서 물질세계와 정신세계를 모두 완전히 의식할 수 있었고, 과학의 명료함을 가지고 그것을 표현할 수 있는 최초의 인간이었다. 사람들은 보통 물질세계만을 의식하지만, 그는 모든 사람이 정신의 영역까지 확장되는 의식을 발달시키는 잠재력을 가지고 있다고 말했다.[14] 인간의 진화와 함

---

14 『고차 세계의 인식으로 가는 길(Knowledge of the Higher Worlds)』과 『초자연과

께 변화된 것은 우리의 물질 형태뿐만 아니라 의식의 차원이기도 하다. 이러한 변화는 역사를 통틀어 일어났고 정신적 의식의 발달이 가능해지기 시작하는 때가 도래했다고 그는 말했다.

슈타이너는 우리가 자연과학을 통해 물질세계를 아는 것과 마찬가지로 정신의 영역을 알기 위한 수단으로 정신과학을 수립했다.[15] 그는 정신을 지각하는 것이 적어도 보통의 감각에 의한 인식만큼 생생할 수 있으며 훈련을 통해 신뢰할 만한 것으로 될 수 있다는 사실을 설명했다. 정신을 지각하는 깃은, 마치 베일이 치워졌을 때 시각 장애인의 지각에 시각이라는 선물이 새로운 차원으로 더하여 주어지는 것처럼, 존재의 또 다른 면을 드러내는 것일 뿐이다. 정상의 의식을 가지면 물질 육체가 직접적으로 지각되는 것과 마찬가지로, 에테르체의 영역을 의식하는 것은 에테르체의 직접적 지각을 가능케 한다. 물질 육체가 물질세계에 존재하는 서로 다른 물질의 집합으로

학과 신지학(Occult Science and Theosophy)』에서 슈타이너는, 특정한 연습의 도움으로 어떻게 사고하기의 능력이 스스로 하나의 지각 기관이 될 수 있는지 설명한다.

15 정신의 영역을 직접 지각하지 않으면서 이해하는 것은 분명히 어렵지만, 현대 과학은 물질세계를 조사하면서 똑같은 어려움에 직면하고 있다. 핵물리학에서는 아주 미세한 이론상의 입자가 연구되지만 그것이 다른 것들에 끼치는 눈에 보이는 효과에 의해 '감지'될 수 있을 뿐이다. 이와 마찬가지로, '블랙홀'의 존재를 가정함으로써 (이제까지) 설명되어왔을 뿐인 우주의 현상들이 발견되었는데, 블랙홀 역시 다른 것들에 끼치는 눈에 보이는 효과에 의하지 않고는 볼 수 없는 것이다. 현대 과학의 가설들이 실용 모델로 사용될 수 있는 것과 똑같은 방식으로, 정신과학의 결과들 또한 직접적인 정신 지각 없이도 이해되고 사용될 수 있다.

설명될 수 있는 것과 똑같은 방식으로, 에테르체는 에테르체 세계에 살고 있으면서 에테르체의 본질을 지닌 분화된 생물체를 구성한다.

이것은, 괴테가 송곳니와 가지뿔 사이에 존재하는 관계를 정확히 추정했지만, 그 관계가 그가 생각한 것보다는 더 포착하기 힘들다는 사실을 시사한다. 생물학적 보상이라고 알려진 이 원리는 동물 사육과 연관된 몇몇 문제에서 나타나기도 한다. 대개 어떤 특정한 자질이 사육을 통해 획득되면, 다른 바람직한 자질들은 상실된다. 예컨대 아주 많은 젖을 생산하도록 사육된 소들은 질병에 걸리기가 훨씬 쉬워서 더 자주 항생제 치료를 받아야 한다는 사실이 발견되었다.

에테르체가 하는 일들

에테르체는 배아 발달 단계에서 특히 활동하는데, 이때 인간의 형태가 배아 원반이라 불리는 세포의 판에서 생겨난다. 에테르체는 영양 공급의 과정에서 특히 활동하기도 하는데, 이 과정에서 음식은 물질 육체의 성장과 지속적 갱신 두 가지 모두를 위해 사용된다. 이렇게 끊임없이 만들어내는 특성을 지닌 에테르체는, 식물이 햇빛과 협력하여 물과 이산화탄소를, 살아 있는 유기체가 다른 물질들을 만드는 데 필수 불가결한 당분으로 변형시키는 데에서 가장 극적으로 나타난다. 식물의 물질 육체는 이렇게 해서 인간과 동물의 생명을 위한 영양 공급의 주된 원천이 된다.

에테르체 세계의 법칙은 물질세계에 적용되는 법칙과 여러 면에서 정반대이다. 예컨대 물리학에서는 점들에서 나와서 무한한 주변을 향해 모든 방향으로 퍼져나가는 힘이라는 면에서 중력장을 설명한다. 그러나 그 힘은 한 점에서 바깥으로 퍼져나가는 반면에, 그 효과는 대상들을 그 중심 쪽으로 끌어당기는 것이다. 에테르체의 세계는, 주변에서 나와서 한 점을 향해 퍼져나가는 반면 그 효과는 한 점에서 주변으로 되돌리는 힘에 그 특징이 있다.[16] 에테르체의 힘이 활동하는 이러한 정반대의 방향은, 예컨대 물질세계에서는 식물이 흙에서 태양을 향해 자라나면서 중력을 거스를 때 볼 수 있다.

에테르체의 본질은 물질의 용어로는 무한한 우주로 설명될 수밖에 없다. 에테르체는 이러한 무한한 영역에서 생겨나지만, 그것이 수태 시에 물질 육체와 연결되면 물질세계의 유한한 본질과 관계된 유한한 특성을 띤다. 괴테는 이 유한한 특성을 창조적 잠재력의 유한한 저장소라고 설명했다. 그가 말하는 것처럼 유기체가 '창조적 자본'의 '한정된 예산'만 가지고 있다면, 특정한 분화의 발전에서 모두

---

16 한정된 점들에 집중되는 물질의 힘, 그리고 평면의 특질을 지닌 에테르체의 힘이라는 이 양극성은 사영(射影) 기하학에 의해 수학적으로 설명된다. 이 분야에서 많은 독창적 작업을 한 조지 애덤스는 그의 책 『물질과 에테르체의 공간들 (Physical and Etheric Spaces)』(Rudolf Steinder Press, UK, 1978)에서 이 두 영역 모두에 해당하는 일련의 법칙을 설명하기 위해 사영 기하학을 사용했다. 로렌스 에드워즈는 이것을 그의 책 『생명의 소용돌이(Vortex of Life)』(Floris Books, UK, 1993)에서 발전시켰다.

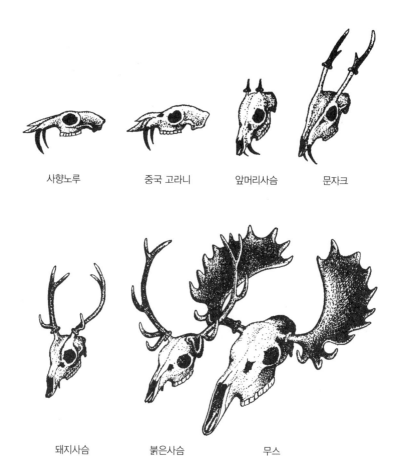

사향노루   중국 고라니   앞머리사슴   문자크

돼지사슴   붉은사슴   무스

도표 2. 수사슴의 송곳니와 가지뿔의 크기 비교. 볼프강 샤트의 『인간과 포유동물』의 삽화.

소모되는 것은 다른 창조적 가능성에는 더는 쓰일 수가 없다. 그는 하나의 예로서, 어떤 동물들은 뿔이나 가지뿔을 지니고 다른 동물들은 커다란 송곳니를 지닌다는 사실을 관찰했음을 언급한다. 괴테는 동물이 이것이나 저것 중 어떤 한 가지 점을 발달시킬 수 있을 뿐, 두 가지 모두를 발달시키지는 못한다고 생각했다. 이것은 완전히 들어맞는 것은 아니다. 도표 2에서 보듯, 수많은 종들이 두 가지를 모두 가지고 있다. 그러나 좀 더 면밀히 조사해보면, 가지뿔이 크면 클수록 송곳니는 더 작고 그 반대도 마찬가지이며, 이것은 거의 반비례 관계에 있음을 볼 수 있다.

분화와 다양성

생물학적 보상의 원리는 인간의 육체를 포함한 단일한 유기체의 다양한 부분에 적용될 수도 있다. 매우 발달한 뇌의 앞부분, 즉 사고하기와 연관된 두 개의 큰 대뇌 반구를 살펴보면, 우리는 물질의 고등한 발달의 예를 볼 수 있다. 하지만 육체의 다른 부분을 보면, 발달이 지체된 증거를 보게 된다. 발생학상의, 발달상의 관점에서 보자면, 몸통에서 튀어나온 부분은(특히 팔과 손은) 구조적으로는 매우 원시적인 것이며 발달의 초기 단계에 해당하는 것이다. 인간의 팔과 손을 말이나 개의 앞다리와 비교해보면, 아주 초기부터 줄곧 말과 개의 배아가 앞다리에 다섯 갈래로 뻗어 나오는 부속물을 지니는 단계를 거치는데, 이 부속물이 인간의 손과 손가락의 뼈에 해당한다는 것을 알 수 있다. 말의 경우에는, 이 중에 가운데 것이 넓게 발달하여 그 뼈들이 합쳐져 하퇴, 즉 무릎 관절과 발목 사이의 부분과 발굽을 형성한다. 개는 인간의 손바닥뼈에 해당하는 뼈가

하퇴를 형성하고, 발은 인간의 손가락에 해당하는 다섯 짝의 뼈 중 네 짝에서 발달한다. 우리가 인간 손의 기능적 가치를 잠시 무시하고 인간의 손을 순수하게 구조적인 면에서 고찰한다면, 그것은 말의 발굽이나 개의 발의 발달보다 훨씬 더 원시적인 것인데, 말의 발굽과 개의 발은 초기 배아 단계에서 분화가 많이 이루어진 것이기 때문이다. 형태학(유기체의 형태에 관한 학문)에서 보자면, 인간의 신경계, 특히 뇌에서 가장 고차원의 발달은 사지 발달의 상대적 지체에 의해 보상된다.

인간의 손을 원시적이라고 설명하는 것은 위에서 간단히 살펴본 구조의 면에서는 타당하지만, 물론 손은 말의 발굽이나 개의 발보다 훨씬 더 많은 다양한 기능을 수행할 수 있다. 말의 발굽과 개의 발은 구조적으로 더 높게 발달했지만 더 분화된 것이기도 해서 필요한 다양한 것을 수행하는 능력이 떨어진다. 이와 마찬가지로, 두더지의 아래팔은 기가 막히게 발달하여 삽처럼 기능하지만, 이 분화는 이 동물이 아주 빠른 속도로 달리는 것과 같은 다른 일을 할 수 있는 능력을 떨어트린다.

같은 유기체의 서로 다른 부분을 비교해보면, 분화된 구조의 발달과 연관된 다양한 기능의 손실뿐만 아니라 재생 능력의 손실 또한 있다는 일반적 사실이 분명하게 보인다. 신경계의 세포와 간과 같은 신진대사 기관의 세포를 비교해보면, 신경세포가 엄청나게 더 구조적으로 발달해서 백만 개까지의 가지돌기(다른 신경세포와 연결되는 세포의 가지)와 1미터가 넘기도 하는 신경돌기(또는 신경섬유)가 있음을 볼 수 있다. 상대적으로 구조화되지 않은 다면체 간세포의 외부 형태는 다른 간세포의 압력을 통해서만 생겨나고, 간 자체는 그것을 둘러싼 기관들에 의해 모양이 만들어진다. 기능 면에서 볼 때, 신경세포는 인간과 동물의 지각력의 물질적 토대인 자극을 전달하고 받아들이는 면에서 높은 수준의 분화가 이루어진다. 그러나 이것은 신경세포가 재생 능력이 없고 특정한 적응력이 없다는 점에 상응하는 것이다. 신경세포는 포도당이나 산소의 농도 변화에 취약해서 쉽게 손상되거나 죽는다. 이와는 대조적으로, 간세포는 매우 많은 생화학적 변화를 만들어낼 수 있고, 광범한 재생 능력이 있으며 독성 물질, 낮은 포도당 농도, 그리고 낮은 산소 농도에 아주 잘 저항한다. 간세포의 재생 능력은 매우 풍부해서 간 조직은 제거되더라도 자체의 대부분을 교체할 수 있는데, 이것은 극히 제한된 재생 능력을 지닌 뇌와 신경세포와 대조된다.

에테르체

에테르체는 물질 육체를 만들어내고 풍부하지만 무한하지는 않은 창조적 잠재력을 공급하는 형성력을 지닌 물체로 보일 수 있다. 신진대사와 영양분 공급을 담당하는 기관들처럼 덜 분화된 조직에서는, 창조의 잠재력이 성장과 재생을 위해 쓰일 수 있다. 그러나 신경계처럼 고도로 분화된 조직에서는, 일정 정도의 성숙이 이루어지고 나면 성장과 재생의 능력이 제한되고, 생물학적 보상의 원리에 따라 에테르체의 힘이 어떤 다른 방식으로 사용되도록 방출된다. 이 힘은 고차원의 의식 기능에 소용되는 사고와 정신 에너지의 힘으로 되는데, 그러고 나면 생명 요소보다는 영혼 요소와 연계된다.

에테르체 영역의 자질들은, 질서가 무질서로 퇴화하는 물질세계의 자질들과 여러 면에서 반대이다. 에테르체의 원리가 물질세계로 진입하는 곳은 어디에서나 무질서와 혼돈으로부터 질서와 형태를 만들어낸다. 죽은 물질의 영역에서는 어떤 대상을 그 구성 부분을 통해 이해하는 것이 타당한 일이다. 식물, 동물이나 인간의 에테르체에 의해 물질 재료가 되살아나는 곳에서는, 유기체의 부분들이 전체 안에서의 부분들의 관계를 통해 더 잘 이해된다.[17]

---

17 2장 전체의 이해를 위한 참고 문헌: 괴테, 『식물의 변형(The Metamorphosis of Plants)』(MIT Press, USA, 2009). 식물학에 관한 괴테의 글을 모은 것이다.
J. 보커뮐(Bockemühl) 편, 『에테르체 세계의 현상학을 향하여(Towards a Phenomenology of the Etheric World)』(Rudolf Steiner Press, UK, 1985). 에테르체 세계의 다양한 면을 소개하는 현상학적 연구에 관여하는 화학자들이 쓴 에세이 모음이다.

Healing for Body, Soul and Spirit

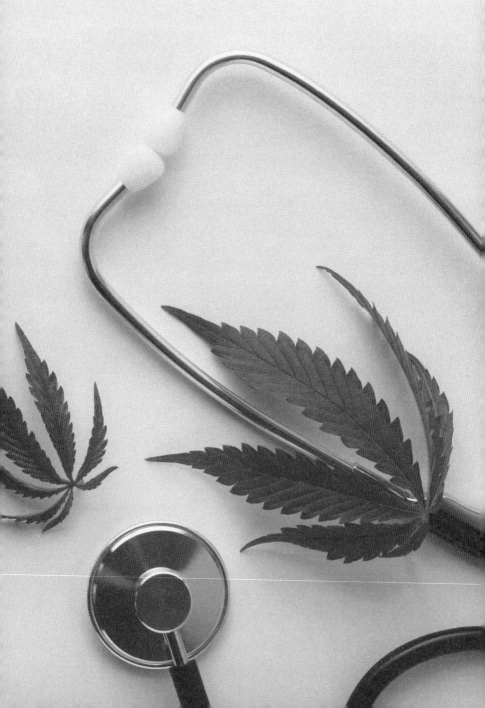

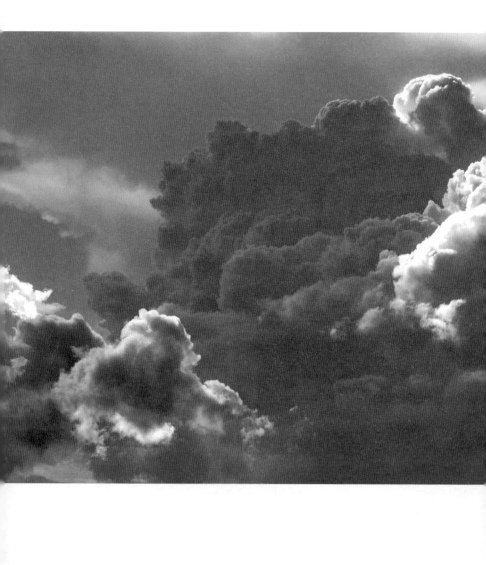

3

영혼

물질 육체와 에테르체가 있는 것에 더해, 인간과 동물은 물질세계를 의식하고 본능의 충동을 내면에서 경험한다. 이러한 특징들은 영혼 요소, 즉 에테르체를 통해 작동하면서 물리적 발달에 형성의 영향력을 행사하는 아스트랄체에서 나오는 것이다. 이것이 몸 안의 장기와 밀폐된 빈 공간, 그리고 인간과 동물을 식물과 구별해주는 다른 물리적 특징을 만들어낸다. 이러한 물리적 차이는 분명히 관찰되지만, 영혼 요소라는 가장 두드러진 특징, 즉 의식은 파악하기가 더 어려울 수 있다. 물질세계에 대한 의식을 통해 우리는 물질 육체가 손상될 때 고통을 감지할 수 있지만, 느낌이 상처를 받을 때 내면의 아픔을 감지하기도 한다. 물리적 고통과 달리 이러한 상처받는 느낌은 물질 육체의 특정 영역과 관계될 수 없지만, 전적으로 실재하는 것이고 어떤 상황에서는 훨씬 더 견디기 힘든 것이다.

주류 의학의 접근법

인지의학 의사들은 질병을 이해하고 치료법을 결정할 때 영혼 요소, 그리고 영혼 요소가 물질 육체와 에테르체에 영향을 끼치는 방식을 물리적 증상만큼이나 진지하게 본다. 이와는 대조적으로, 정서적 문제가 여러 가지 물리적 질병을 낳는 데 실질적 역할을 할 수 있다는 점이 심리학자와 정신과 의사들의 작업을 통해 나타났음에도, 주류 의학에서는 대개 영혼 요소를 무시하면서 그 대신에 물질 육체에 집중한다. 그 결과, 현대의 의사들은 영혼 요소를 이해하거나 치료법에서 그것을 참작할 만한 준비가 되어 있지 않다. 인지의학에서는 아스트랄체와 물질 육체 사이의 관계에 관한 상세한 상을 제시하는데, 이것은 영혼 요소가 원인 작용에, 그리고 물리적 질병의 적용 가능한 치료법에 어떻게 연관될 수 있는지를 이해하는 데 중대하다.

영혼 요소를 연구하는 것은, 사람들이 자신의 사고와 느낌을 직접적으로 경험하지만 다른 사람들은 그것을 직접 지각할 수 없다는 사실 때문에 어렵게 된다. 인지학의 관점과는 별도로, 이 문제를 극복하려는 몇 가지 접근법이 정신의학과 심리학 분야 내에서 나타났다. 아마도 주류 의학에 가장 가까운 것이 정신의학에 대한 생물물리학의 접근법인데, 여기에서는 물질 육체의 생리에, 특히 뇌와 신경계에 나타나는 변화에서 정서적 문제의 원인을 찾는 것을 목표로 삼는다. 이러한 접근법이 전기충격요법과 우울증 치료제, 진정제의 사용 같은 치료법을 낳았다.

또 다른 접근법인 행동주의에서는 동물과 인간이 행동하는 방식의 원인이 될 수 있는 외부의 자극을 찾아내려고 한다. 광범위한 동물 실험을 통해, 인간의 행동을 해석하고 변화시키는 데 사용되는 학문 이론들이 개발되었다. 행동 치료는 강박증 문제나 특정한 가벼운 우울증이 있는 환자들을 도울 수 있다. 이와는 대조적으로 프로이트의 접근법은, 생물학적 토대를 지닌 것으로 생각되지만 그럼에도 고유한 심리 현상으로 다루어지는 본능과 무의식 작용에 기초를 둔다. 이러한 접근법은 심리분석을 통해 치료법을 낳았는데, 이 치료에서는 치료자가 환자들 스스로 자신들의 행동 뒤에 숨어 있는 것을 이해할 수 있도록 도와주는 것을 목표로 하여 환자들이 표현하는 것을 해석해준다.

네 번째 접근법인 사회정신의학에서는 사회 환경이 영혼에 미치는 영향을 강조하면서 사회문제가 어떻게 정신병을 낳을 수 있는지를 본다. 마지막으로, 실존적 또는 현상학적 접근법에서는 환자들의 경험, 개성, 그리고 그들이 세계를 어떻게 이해하는지를 분석한다. 환자들은 계속해서 발전하고 성숙하고 있는 것으로 보이며, **자아실현**이라는 용어는 그들의 물질적이고 사회적인 환경이나 무의식적 충동의 단순한 산물이라기보다는 그들이 자신의 개성을 어떻게 결정하는지를 설명하는 데 사용된다. 이렇게 서로 다른 접근법들을 정신을 이해하는 데 통합하는 노력이 이루어져왔는데, 정신과 의사들은 대부분 어떤 특정 환자에게 가장 쓸모 있다고 생각하는 것이면 무엇이든 사용할 준비가 되어 있다.

의식

인지의학에서는 이 각각의 접근법에 진실의 요소가 담겨 있다는 점을 인정하지만, 각각의 것이 온전한 상의 작은 부분만을 그리기 때문에 어느 하나의 방법만을 사용할 때의 위험성을 상기시킨다. 한 사람의 비물질의 부분들 가운데 하나로서, 영혼 요소는 물질 육체의 화학적이거나 생물학적인 작용으로 환원될 수 없다. 영혼 요소는 본능의 영향을 강하게 받는데, 본능은 무의식의 물질 육체와 에테르체에 그 뿌리를 두면서 그보다 고차원의 요소인 정신의 영향 또한 받으며, 정신에서 세계의 진정한 이해를 위한 노력, 그리고 단순한 육체의 욕구를 넘어서는 삶의 목표를 발견하여 실현하고자 하는 욕구가 나온다. 인지의학에서는 삶을 영혼과 정신의 발달 과정으로 보며, 따라서 정서적 문제와 같은 영혼의 위기는 한 사람의 내면 발달에서 중대한 국면으로 볼 수 있다.

영혼 요소는 의식이 발생하는 곳에, 느낌과 사고가 깃든 곳에 있다. 영혼 요소는 감각, 예컨대 시각, 청각, 후각, 촉각, 균형감각과 열감각이 경험되는 곳에도 존재한다. 물질 감각기관들은 우리가 물질세계를 지각할 수 있게 해주지만 물리적 실제가 영혼에 드러나는 창일 뿐이다. 예컨대 눈은 카메라와 마찬가지의 방식으로 시각 이미지를 받아들이는 것으로 이해되는 도구이다. 그러나 망막에 작용하는 빛의 형태를 눈이 이해하지 못하는 것은, 자기가 만들어내는 사진을 카메라가 이해하지 못하는 것과 마찬가지이다.

오늘날의 자연과학은 뇌를 의식의 중심으로 보는데, 분명히 감각기관들과 연결된 모든 전기화학 신호들은 뇌에 전달된다. 그러나 물질로 된 뇌에 시각을 의식적으로 경험하게 해주는 것이 없는 것은 눈과 마찬가지이다. 뇌는 눈과 마찬가지로 고도로 조직된 세포의 배열로 이루어진 기관이지만, 이 기관도 그 세포들도 그 자체로는 의식이 없다. 뇌와 감각기관들은 영혼의 도구여서, 영혼 없이는 물질세계에서 삶은 가능하지 않다.

영혼과 물질 육체의 상호작용

물질 육체와 에테르체와 아스트랄체의 관계에는 아주 섬세한 균형이 있고, 이 균형 중 어느 것이든 무너지면 질병이 생긴다. 그 문제의 뿌리가 어디에 있는지를 찾는 것이 인지의학 의사의 진단 중 주요한 일부이다. 그 문제는 증상이 분명하게 나타나는 곳에서 찾을 수 있을 것이라고 추정할 수 없다. 물리적 증상은 영혼의 장애와, 아스트랄체가 에테르체와 물질 육체에 영향을 끼치는 방식에서 종종 발생하기 때문이다.

질병의 물리적 원인과 심리적 원인의 이러한 상호작용은 주류 의학에 의해서도 탐구되어왔다. 1940년대와 1950년대에는 일군의 장애들이, 그 대부분이 물질 육체의 구조 변화를 수반했음에도, 심리 요인에 의한 것으로 생각되기 시작했다. 이 장애들은 **심신의학적** 장애로 알려졌는데, 위궤양과 십이지장궤양, 궤양성대장염, 천식, 류마치스성 관절염, 갑상샘중독증(갑상선기능항진증), 고혈압, 습진이 모두 이 장애이다. 이때부터 질병은 대부분 단일한 원인이 있지 않고 여러 요인으로부터 발생한다는 인식이 늘어났다. 이 요인에는 심리의 영향뿐만 아니라 유전적 소인, 영양 상태, 약화된 면역력, 특정 바이러스나 세균과의 접촉 등이 포함된다. (심장마비, 감염, 당뇨병, 암과 같은) 구조 변화와 (편두통, 소화불량, 과민성대장증후군, 좌골신경통, 뻣뻣한 목, 하부 요통 같은) 기능장애를 수반하는 질병 두 가지 모두를 낳는 데 심리 요인이 중요한 역할을 한다는 사실이 지금은 주류 의학에서 받아들여진다.

정신이 질병에 미치는 영향에 관한 진전된 연구의 결과, 크게 두 가지의 심리 유형이 설명되었다. A 유형의 성격은 심장병에 잘 걸린다고 생각되었고, 매우 높은 경쟁 욕구를 가지면서 항상 압박감을 느끼고 편안한 마음을 갖기 어려워하는 사람들에게서 발견된다. 이러한 성격 유형의 사람들은, 겉으로는 똑같이 성공을 이루지만 마음이 더 편안하고 느긋한 사람보다 치명적 심장마비의 위험이 두 배라는 사실이 발견되었다. 마음이 더 편안한 성격은 B 유형 성격이라고 불렸다. 그렇지만 여전히 성격 유형은 심장마비에 걸리기 쉬운 여러 요인 중 하나로만 인정되었다. 다른 요인으로 흡연, 과다 체중, 유전, 고혈압 등이 있다. 다른 연구들에서는 분노를 표현할 수 없는 것이 50세 이하 여성의 유방암과 남성 폐암의 가능성을 증가시킨다고 주장했다. 또한 이미 암을 지닌 환자 가운데 절망의 반응을 보이는 환자가 투쟁 정신을 가진 환자보다 더 좋지 않은 치료 전망을 보인다는 사실이 발견되었다.

심리 요인과의 또 다른 연관성이 당뇨병의 경우에서 발견되었다. 인슐린을 주입받는 당뇨병 환자가 정서적 위기가 있는 동안 자신의 질병을 다스리는 데 어려움을 갖는다는 사실은 오랫동안 알려져 있었지만, 심리 스트레스가 몸의 인슐린 요구를 증가시킬 수 있다는 것은 비교적 최근에야 발견되었다. 그 이전에는, 정서적 압박감을 느낄 때 환자 자신이 식습관과 치료에 충분한 주의를 기울이지 않았다고 생각했었다. 다른 요인들도 있다는 점이 다시 인정되었지만, 당뇨병의 시작은 정서적 외상, 특히 가족의 사망, 실패, 외로움으로 촉발될 수 있다고 생각되었다.

주류 의학에서 습관적인 심리 태도와 정서적 위기가 대부분은 아니라 할지라도 많은 질병을 낳는 데 중요한 역할을 한다는 사실을 인식하게 됨에 따라, 그 인과관계를 이해하기 위한 시도가 이루어졌다. 같은 문제를 가진 다양한 사람들이 서로 다른 방식으로 반응을 하브로, 이 원인을 다루는 시도가 이루어지기 전에 그 심리적 요인이 어떻게 장애 발달의 원인이 되는지 의문을 품어야 한다. 주류 의학에서는 뇌의 아랫부분과 직접 연결된 뇌하수체를 통한 호르몬 조절에 신경계의 작용이 영향을 미친다는 사실을 발견했다. 또한 신경계의 가지들이 가슴샘(thymus)과 지라 속으로 확장되는데 여기서 특정 집단의 백혈구와 림프세포가 발달한다는 사실이 알려졌다. 나아가 신경계는 부신과 연결되고 그에 따라 신경 자극은 아드레날린과 코르티코스테로이드의 분비물을 증가시키는데, 이 두 가지 모두 심한 정서적 스트레스를 느끼는 동안 매우 증가한 농도로 만들어진다.

주류 의학에서는, 심리가 몸의 면역 체계의 변화를 낳는 방식에 관한 의문의 답이 중추신경계와 몸의 나머지 부분 사이의 관계에 관한 지식을 발전시킴으로써 찾을 수 있다고 생각했다. 그러나 이러한 발견들이 그 자체로 흥미롭기는 하지만, 이 발상에서는 사고와 느낌이 뇌와 신경의 보조를 받는 비물질의 영혼이 경험하는 것이라기보다 뇌나 신경계 안에서 이루어지는 것이라고 추정한다. 예상대로 이 노선의 연구에서는 새로운 치료법의 개발에서 거의 성공을 거두지 못했다. 반면에 인지의학에서는, 건강을 유지하고 질병의 원인이 되는 것 두 가지 모두에서 영혼이 어떻게 물질 육체와 에테르체에 힘을 들이고 영향을 미치는지를 설명해준다. 인지의학은 물리적 증상을 완화하는 데 초점을 맞추기보다는 아스트랄체에 직접 영향을 끼치고 질병의 진짜 원인을 다루는 치료법을 제공할 수 있다.

아스트랄체와 에테르체의 상호작용

에테르체는 주로 물질 육체를 만들고 건강하게 유지하기 위해 끊임없이 일하는 것이 주된 역할이라는 사실은 이미 말했다. 아스트랄체는 어떤 의미에서 그 반대의 영향을 미친다. 즉, 물질 육체에 분해 또는 이화의 효과를 낳고, 그래서 끊임없이 질병으로 향하게 하는 경향을 불어넣는다. 이렇게 대조되는 효과가 나타나는 이유는, 에테르체는 생명의 기초인 반면에 아스트랄체는 의식이 놓이는 자리인데, 물질세계에서 의식은 물질 재료의 분해 또는 **연소**(burning)를 지불하고 사는 것이기 때문이다.

아스트랄체가 지닌 파괴 효과의 한 가지 면은, 의식은 항상 신경계 속의 포도당을 분해하면서 존재한다는 점이다. 이 작용은 산소의 도움으로만 일어날 수 있어서 불꽃이 타는 것과 아주 흡사하다. 이 연소 작용은 몸의 모든 세포에서 일어나지만, 뇌와 신경계가 가장 민감하여 피로부터 포도당과 산소의 끊임없는 공급을 요구한다. 이 공급이 끊기면 뇌사가 몇 분 안에 일어난다는 사실은 잘 알려진 반면에, 근육 활동이 있는 동안 포도당을 태우는 사지의 조직들은 한 시간 동안이나 살아남을 수 있다. 아스트랄체에 의해 일어나는 이 파괴 작용은, 에테르체에 의해 일어나는 피의 치유 효과와 균형을 이루는 한, 건강한 물질 육체 안에서 적절한 위치를 차지한다. 이 두 가지 반대되는 영향력 사이의 중대한 불균형은 어떤 것이든 질병을 낳게 된다.

아스트랄체는 파괴의 효과뿐만 아니라 정신 능력을 형성할 때 에테르체와 조화를 이루며 작용할 수도 있다. 이 작용은 특히 배아가 발달하는 동안 일어나는데, 에테르체가 물질 육체를 형성할 때 성장 패턴에 인간의 형태를 부여함으로써 이루어진다. 하지만 이조차 극단의 행위를 수반한다. 예컨대 에테르체의 작용은 단단한 조직으로 된 손의 '싹'을 가지고 손을 만들어내고, 그러고 나서 소화효소가 만들어지는데, 아스트랄체가 작용하면서 소화효소는 손가락들 사이에 공간을 만들어내기 위해 조직을 분해 또는 '소화한다.' 손은 창조의 힘과 파괴의 힘의 상호작용을 통해, 그리고 조직의 성장과 소화를 통해 모양을 갖춘다.

이와 마찬가지로, 음식의 소화와 흡수에서 아스트랄체와 에테르체는 함께 일하지만, 그 일은 반대 방향으로 이루어진다. 소화효소와 산은 위에서 분비되며, 음식을 분해하여 다루기 쉬운 성분들로 만든다. 음식이 충분히 분해되어야만 에테르체가 물질 육체를 끊임없이 재생시키면서 그 성분들을 사용할 수 있다. 보호 수단이 없다면, 산과 소화효소가 위벽 자체를 분해할 것이다. 진한 점액이 위벽에서 분비되어 위벽의 세포들이 아주 강하게 서로 결합하여 산과 소화효소의 어떤 액도 위벽을 침투하지 못하게 막는다. 세포는 끊임없이 교체되어 산과 효소의 파괴 능력을 확실하게 억제한다.

이러한 평형 상태가 사라진다면, 과다한 액이나 불충분한 방어를 통해 위벽 자체가 소화되어 구멍, 즉 궤양을 만들어낸다. 두려움이나 분노의 느낌이 그런 것처럼, 요리할 때의 냄새나 음식에 대한 생각은 위의 분비물을 증가시키는데, 이렇게 심리 변화에 물리적 반응이 나타나는 것은 주류 의학에 잘 알려져 있다. 의사들은, 위궤양이 생기는 환자는 종종 만성 욕구불만을 가진 채 오랜 기간 스트레스를 겪어왔지만 자기의 느낌을 표현할 수단을 갖지 못한 사람이라는 사실을 안다. 이것은 산과 효소의 만성 과다증을 낳는다. 인지의학 의사는 이것을, 에테르체의 원기 회복 작용을 완강하게 압도하는 아스트랄체의 표현인 파괴적 소화 효과의 경우로 본다. 환자가 위벽을 손상하는 과도한 음주, 또는 위벽에 대한 혈액 공급을 방해하여 치유 작용에 장애를 일으킬 수 있는 흡연을 한다면, 위궤양은 더욱더 발생할 가능성이 높다.

생명 작용을 만들어내는 것과 의식의 파괴 작용 사이의 이러한 양극성은 2장에서 설명한 분화와 생명력 사이의 균형과 함께 간다. 의식은 머리와 상체에 집중된 뇌, 신경계, 감각기관과 관계되어 있다. 이 기관들의 복잡성과 분화는 생명력의 상대적 결핍에 특징이 있다. 그 세포는 재생산되지 못하고 불리한 조건을 견디는 능력이 상대적으로 떨어진다. 몸의 아랫부분에는 재생산과 영양 공급과 갱신의 기관들이 있다. 간이나 위벽 세포의 상대적 단순성은 엄청난 다목적성과 생명력으로 보완된다.

잠과 깨어 있는 것

파괴와 재생의 작용 사이의 균형을 유지하기 위해서는, 의식과 무의식의 때가, 달리 말하자면 깨어 있는 때와 자는 때가 번갈아 있어야 한다. 잠이 생명력 회복과 질병을 겪는 동안의 치유를 돕는 데 필수이며, 시간이 지날수록 피로가 증가한다는 것은 상식이다. 잠을 잘 때 우리의 아스트랄체는 우리의 물질 육체와 에테르체로부터 물러나 재생 작용이 방해받지 않도록 해준다. 인생의 여러 다른 시기에 이 작용 사이의 균형이 달라진다. 예컨대 가장 급속한 성장의 시기인 아기 때의 대부분은 잠과 함께한다. 에테르체의 작용이 압도적이고 엄청난 치유의 능력이 있다. 나이가 들면, 성장은 오래전에 그친 상태이며, 치유 능력은 줄어들고, 잠을 자는 시간도 일반적으로 훨씬 짧다.

날마다 이루어지는 의식과 생명력 회복의 리듬이 방해받으면, 그것이 결과할 불균형이 장애로 나타날 것이다. 그 방해가 지속된다면, 이 장애가 만성질환으로 발달하는 경향이 있다. 불안과 두려움은 변통을 증가시키기 때문에, 시험을 치르거나 공연을 해본 많은 사람들이 잘 알고 있는 바대로, 설사 증세는 불안의 엄습 때문에 일어날 수 있다. 불안이나 두려움 때문에 맥박, 호흡률, 혈압 또한 높아지고, 근육 긴장이 증가하며 더 많은 산이 위에서 만들어진다. 스트레스를 받는 시간이 길어져 환자에게 만성적 근심을 일으키면, 짧게 치르는 한 차례의 설사보다 지속적인 증상이 분명히 나타나게 된다. 어떤 환자는 비정상적 심장박동 증가를 의식하면서 가슴 두근거림을, 또 다른 환자는 끊임없는 과다호흡의 결과 나타나는 팔다리 쑤심을 호소할 수도 있다. 이러한 과다호흡은 혈중 이산화탄소의 양을 줄이는데, 이산화탄소의 양이 적어지면 '핀과 바늘'로 찌르는 것처럼 느끼게 된다.

불안이 지속되면, 마치 대장이 과다 활동과 활동 부족 사이를 왔다 갔다 하는 것처럼(과민성대장증후군), 변비, 경련성 복통, 그리고 배가 붓는 느낌이 번갈아 나타나면서 설사가 계속될 수도 있다. 근육 긴장의 증가가 계속되면, 예컨대 목에서 고통스러운 쥐가 날 수도 있고, 근육 긴장이 증가하는 상태에서 어떤 물건을 서투르게 들게 되면 요통이나 좌골신경통이 발생할 수도 있다.

이 모든 예에서, 영혼의 강한 영향을 받아 보통 짧은 시간 동안 발생하는 작용이 하나 또는 그 이상의 기관에서 더 지속해서 나타나기 시작한다. 아스트랄체의 활동이 지나치게 강하다. 어떤 의미에서 그것은 특정 기관에 적절한 수준보다 훨씬 더 깊이 파고들어 간다. 이 예들에서 보면, 소화불량이 아직 궤양이 되지 않았고 설사가 아직은 대장염이 되지 않는 등 물질 육체의 구조 변화는 없지만, 많은 질병에서 구조 변화는 똑같은 작용이 강화됨으로써 발생한다. 협심증, 즉 산소 부족에 의한 심장 근육의 일시적인 화학적 손상이 지속되면 심장마비로 이어질 수도 있다. 잦은 설사 뒤에는 궤양성대장염이 나타날 수도 있는데, 이것은 대장 내벽의 만성 염증으로서 고통이나 불편함, 혈액과 점액의 소멸을 낳는다.

아스트랄체가 물질에 끼치는 영향

물질세계에서는 질서가 무질서로 퇴화하는 경향이 있고, 이러한 과정을 역전하여 혼돈에서 질서를 가져오는 것은 에테르체의 개입뿐이다. 아스트랄체는 물질 육체에 더 큰 파생과 분화를 가져와서, 생명 요소가 만들어낸 물질의 발달을 더 높은 수준으로 끌어올린다. 어떤 질병들은, 이 더 높은 질서화가 이루어지는 특정 영역에 고장이 일어나 그 부분을 복구하려는 물질의 경향이 퇴화하도록 내버려 둘 때 생기는 것으로 이해될 수 있다. 그러한 질병에는, 담석과 신장결석이 생기는 것에서처럼, 정상이라면 끊임없이 움직이고 용해되어야 할 물질이 결정화되는 것과 관련된 질병들이 있다. 결정화 작용은 석회화처럼 뼈에서는 건강하게 표현될 수도 있지만, 동맥 속에 지방질이 침전되는 것(atheroma, 죽종(粥腫))에 뒤이어 동맥이 단단해지는 현상(동맥경화증)을 낳곤 하는데 이는 나이가 듦에 따라 증가하는 경향이 있다. 이것은 혈액순환 장애, 운동할 때의 고통스러운 근육 경련을 낳고, 시간이 조금 지난 뒤에는 뇌졸중, 노망, 협심증 또는 심장마비를 일으킬 수 있다.

발목과 종아리에 물이 모여서 붓게 하는 부종에서는 생명 작용을 지배하는 물질 원리의 또 다른 예를 본다. 물질세계에서 물은 중력의 영향을 받아 갈 수 있는 가장 낮은 지점에 모인다. 몸 안에서는 물이 중력의 영향에 맞서는 에테르체의 힘을 가지고 끊임없이 순환해야 한다. 이 생명 작용이 고장 나면, 물은 외부 세계에 있는 것처럼 행동하면서 부종을 일으킨다. 따라서 아스트랄체의 과도한 활동이 에테르체의 작용에 고장을 일으킨다면, 적절한 형태의 치료법은 그 에테르체의 힘을 강화하면서 동시에 과도한 아스트랄체의 힘에 다시 균형을 맞추어주는 것이 될 것이다.

에테르체의 동화 또는 축적작용과 아스트랄체의 이화 또는 분해 작용 사이의 뚜렷한 차이는 동물 생명과 식물 생명의 비교를 통해 볼 수 있다. 식물은 물질 육체가 있고, 살아 있는 것으로서 에테르체도 있다. 동물은 물질 육체와 에테르체가 있고, 의식이 있는 존재로서 아스트랄체도 있다. 따라서 아스트랄체를 추가하여 발생하는 기능의 차이를 보여주는 분명한 예를 비교의 방법을 통해 찾을 수 있다.

의식이 지닌 반대의 작용은 없이 생명 요소를 가진 식물의 특별한 생명력은 무기물을 살아 있는 물질로 변형하는 능력에서 나타난다. 동물은 이것을 할 수 없고, 식물이나 식물을 먹는 다른 동물을 먹으며 살 수 있을 뿐이다. 일반적으로 말해서, 식물은 이산화탄소를 흡수해서 동물의 생명을 유지하는 기본 음식인 탄수화물을 만들어낸다. 이와는 대조적으로, 동물은 탄수화물을 연소시키면서 산소를 사용하고 이산화탄소를 내보낸다.[18]

어떻게 조직의 성장과 소화의 상호작용이 배아가 발달하는 동안

---

[18] 식물도 자체의 당분을 태우고, 특히 밤에 이산화탄소를 내보낸다는 사실은 인정된다.

손을 만들어내는지는 앞에서 설명했다. 이 과정을 식물에서 손 모양의 또는 손바닥 모양의 잎이 발달하는 방식과 비교한다면, 아스트랄체의 부재를 다시 분명히 볼 수 있다. 식물에서는 발달하는 조직 내에서의 서로 다른 성장 비율 때문에 손가락 모양이 발생한다. 더 빠른 세포 분열 영역이 더 느린 성장에 의해 만들어지는 사이 공간을 지닌 채로 손가락 모양의 연장 부분들을 형성한다. 동물(과 인간)의 배아에서는, 계속되는 발달 단계마다 새로운 구조를 만들기 위해 먼저 생긴 구조가 분해된다. 식물은 이렇게 조직을 뺌으로써 발달하는 것은 불가능하고 오직 더하면서, 즉 **적극적** 성장이라 불릴 만한 것에 의해 발달한다. 식물도 예컨대 처음에 나오는 잎(자엽)이 나중에 생기는 잎과 아주 다른 구조를 가질 수 있는 것처럼 자기의 형태를 변화시킬 수 있지만, 자엽은 분해되어버리는 것이 아니라 아래쪽에서, 그리고 나중에 나오는 잎들의 바로 옆에서 볼 수 있다. 만일 인간이 이와 같은 방식으로 성장한다면, 아기의 팔이 성인의 팔 아래쪽에 남아 있게 될 것이다!

식물에 자기의 성장을 분해하는 능력이 없는 또 다른 예는, 한두 해보다는 더 사는 키 큰 식물이 목질을 갖는 경향이 있다는 것에서 볼 수 있다. 목질은 죽은 통도조직으로, 식물은 해마다 이것을 형성하고 그 주위에서 자라면서 나무의 몸통을 두껍게 하고 나이테를 만드는데, 나이테는 나무 몸통을 잘라내면 볼 수 있다. 나무껍질도 이와 비슷하게 형성되지만, 이 경우에는 죽은 물질이 살아 있는 조직의 겉면에 놓인다.

동물의 왕국에는 광범위한 영혼의 발달이 있다. 영혼 영역과 관계된 고차원의 지각 능력이 없이는 동물의 내면생활을 직접 지각할 수 없지만, 고양이나 개가 예컨대 벌레보다는 얼마나 훨씬 더 의식이 높은지를 보는 것은 아주 쉽다. 이러한 관찰은 척추동물과 포유동물의 신경계가 매우 더 복잡하다는 사실에 의해서도 뒷받침된다. 하지만 더 높은 발달과 함께 더 복잡해지는 것은 신경계만이 아니라 호흡, 그리고 혈액 또는 그에 상당하는 유체의 순환에 영향을 미치는 체계들이기도 하다. 이러한 체계들의 주된 임무 가운데 하나는 산소를 몸의 모든 조직으로 나르고 이산화탄소를 제거하는 것이다. 증가하는 복잡성이 세포 내에서의 당분의 연소(세포호흡) 비율을 더 높게 해주는데, 일반화하자면 더 높은 영혼의 발달이 더 큰 비율의 연소(대사율)를 가능케 해준다. 가장 높은 대사율은 포유동물과 새에게서 나타나는데, 이들은 환경과 관계없이 몸 안의 온도를 일정하게 유지할 수 있다(온혈동물). 이 점이 포유동물과 새가 외부 온도와 관계없이 빠르고 강력한 근육 행동을 할 수 있게 해주는 반면에, 냉혈동물의 활동은 어떤 날이 얼마나 따뜻한가에 따라 이루어진다.

더 발달한 영혼은 더 높은 대사율뿐만 아니라 더 늘어난 음식의 필요, 그리고 그 음식에 대응하는 더 복잡한 소화를 수반한다. 동물의 위장 계통의 복잡함은, 입구와 출구 두 가지 모두 되는 한 구멍을 지닌 말미잘의 단순한 비커 모양에서, 두 끝이 모두 열려 있는 벌레의 관, 그리고 이보다 훨씬 복잡한 포유동물의 소화기관에 이르기까지 폭넓게 다양하다. 동물의 왕국에서 대사나 분해 작용이 발견되는 곳은 어디에서든, 그 작용들은 어떤 영혼이 관여하고 있음을 나타낸다. 일반적으로, 동물의 물질 육체가 영양분을 이용하는 데 더 효율적이면 그럴수록, 그 동물이 지닌 감지와 반응의 수준이 더 높다.

의식과 생명력

단일한 유기체 내에서는 분화와 생명력 사이에 반비례 관계가 있는 것만큼(2장의 생물학적 보상의 원리를 보라), 동물의 경우 증가한 의식과 낮은 생명력 사이에는 균형 관계가 있는데 이는 동물의 치유와 재생의 힘에서 볼 수 있다. 포유동물의 경우 손상된 사지는 치유되지만 제거된 사지나 꼬리는 다시 자라지 않는다. 낮은 대사율을 지닌 냉혈동물인 도마뱀은 자기 꼬리를 다시 자라나게 할 수 있고, 더 낮은 위계에 있는 벌레는 자기 몸의 반을 다시 자라게 할 수도 있다. 훨씬 더 단순한 편형동물이나 플라나리아는 몸의 가운데가 잘려도 두 개의 완전한 생물로 다시 자랄 수 있어서 동물보다도 식물의 재생 능력을 더 떠올리게 한다. 실제로 덜 발달한 동물의 영혼일수록 성장과 보수의 능력이 더 식물을 닮게 된다.

영혼이 지닌 각성의 효과는 신경계에서 화학적으로도 찾아볼 수 있다. 특히 신경전달물질과 관련된 많은 정보가 지난 수십 년 동안 밝혀졌는데, 신경전달물질은 하나의 신경세포에서 방출되어 또 다른 신경세포에 영향을 미친다. 신경전달물질은 주로 아민인데, 이 것은 단백질의 구성 성분인 아미노산에서 나오고, 또한 아미노산 과 긴밀히 연관되어 있다. 주된 아민 가운데 하나가 비아드레날린 (nonadrenaline)이다. 이것이 미치는 영향은, 부신의 신경 자극에 뒤 이어 핏속으로 방출된다고 이해되는 호르몬 아드레날린의 영향과 비슷하다. 아드레날린과 비아드레날린 모두가 각성도와 의식을 높 인다. 맥박 수와 대사율이 올라가고, 글리코겐(당분과 포도당이 저장 되는 형태)이 분해되며, 혈중 당분 농도가 올라가서 세포가 더 많은 포도당을 태워 더 많은 에너지를 제공하도록 해준다.

이 작용은 의식을 높일 뿐만 아니라, 이 작용이 물질을 분해하 는 비율인 육체의 대사율을 증가시킨다. 이 점이 인정되어 이화작용 (catabolism)을 자극하는 아민이 카테콜아민(catecholamine)이라 불 리고, 대부분의 우울증 치료제는 신경계의 카테콜아민 수치를 간접 적으로 높임으로써 효과를 낸다. 카테콜아민과 화학적으로 아주 비 슷한 약이 각성제로도 알려진 암페타민이다. 이것은 과도한 아스트 랄체 활동을 일으켜 사고의 '속도를 높이는' 아주 강력한 각성 효과 를 가지고 있다. 또한 의기양양한 느낌을 야기하게 하기도 하지만, 그 효과가 조증과 중독증을 유발할 위험성이 있다. 또한 신진대사 속도를 증가시켜 체중 감소, 그리고 아이들에게 성장 지체를 일으키 기도 한다.

세 가지의 주요 음식군(飲食群)이기도 한 세 가지의 주요 생물 물 질군이 탄수화물(당분과 전분), 유지, 그리고 단백질이다. 이 세 가지 모두가 식물과 동물 모두에서 발견된다. 하지만 동물의 물질(고기)은 특히 단백질이 풍부한 반면에, 식물의 물질(과일과 채소)은 일반적으로 탄수화물이 더 풍부하다. 동물의 의식과 고기의 단백질이 상대적으로 더 높은 수치를 지니고 있음을 기억해두면서, 단백질의 성분(아미노산)이 각성을 자극하는 카테콜아민과 화학적으로 아주 밀접히 연관된다는 점을 주목할 만하다.

아미노산과 아주 밀접히 연관된 또 한 종류의 아민이 히스타민이다. 이것은 한편으로는 위 속으로 방출되는 산과 소화효소에 관계되지만, 다른 한편으로는 염증성 반응과 관계되기도 한다. 전자의 경우, 이것은 음식을 분해하는 역할을 해서 음식이 몸속으로 안전하게 흡수되게 한다. 후자에서는, 이것이 염증을 일으키는데, 이는 세균과 외부의 다른 육체가 침범하는 것에 맞서 싸울 때 중대한 역할을 한다. 면역 체계는 식세포를 활성화하기 위한 염증 작용에 의해 촉진된다. 식세포는 외부에서 들어온 유기체를 '먹는' 백혈구로 외부 유기체 주위에 자체의 소화효소를 분비하여 외부에서 들어온 유기체를 파괴한다.

아스트랄체는 에테르체를 통해 활동하면서 인간과 동물의 특징적인 물리적 형태를 만들어낸다. 배아가 발달하는 동안, 아스트랄체는 몸 안에 기관과 밀폐된 빈 공간을 만들어내고 대부분의 식물에 전형적인 평면 발달에서 벗어나게 하는 접기 작용(folding process)을 한다. 이 접기 작용이 신경계와 소화계를, 이전에는 납작했던 배아 원반 속으로 가지고 들어온다.

신경계와 소화계의 발달은 아스트랄체의 기본 자질을 잘 보여준다. 한편으로 아스트랄체는 외부 세계와 내면의 느낌과 충동의 영역 모두를 의식적으로 경험하는 것을 가능하게 한다. 다른 한편으로는 소화효소의 광범한 역할에 전형적으로 나타나듯이 몸속에서 이화작용을 증진한다.

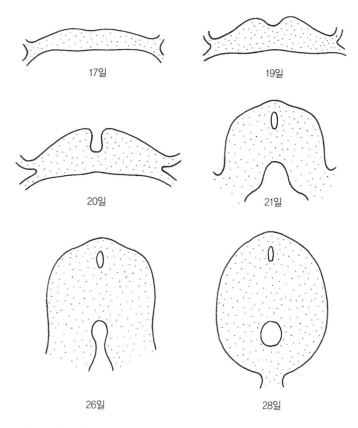

17일

19일

20일

21일

26일

28일

도표 3. (수정 후 며칠 뒤) 중앙의 신경계와 나중에 발생하는 소화관의 초기 발달을 보여주는 배아 단면도

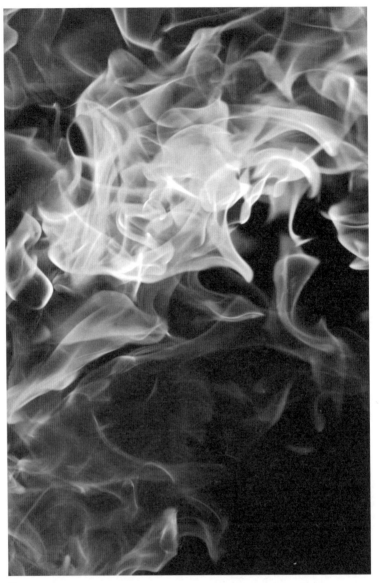

4

정신

인간과 동물은 아스트랄체가 있기 때문에 물질세계를 의식하고 기쁨과 괴로움을 경험할 수 있다. 하지만 인간에게는 동물에게 없는 의식의 차원이 하나 더 있다. 그것은 자아의식이다. 인간은 자신이 독립된 의식의 존재임을 인식하고, 이 자아의식을 통해 자신을 나머지 세계와 구별하고 그 나머지 세계를 성찰할 수 있다. 세계에 관해 생각하기는 사건들에 대한 동물의 본능적 반응을 넘어설 수 있는 가능성을 부여한다. 인간은 사고를 통해 다른 어떤 방식으로 행동하는 것이 더 나을 수도 있다는 점을 고려할 수 있다면 본능적 행동을 자제할 수 있다. 동물은 외부로부터 길들이기에 의해 조절되는 본능을 통해 행동하지만, 인간은 자신의 행동과 그 밖의 고려 사항들의 결과를 마음속에서 그리면서 그 그림이 자신의 결정에 영향을 미치게 할 수 있다.

인지의학에서는 이 추가되는 의식의 차원을 인간의 네 번째 요소, 즉 정신 또는 나(I)의 활동으로 설명한다. 이것은 한 사람의 내면의 핵심, 즉 그 주위에서 사고와 느낌이 들어오고 나가는 자아의 정체성이다. 나는 물질 육체에 이중의 영향을 미친다. 나는 아스트랄체와 함께 분해 작용을 하면서 에테르체와 함께 성장시키고 영향을 공급하는 작용을 하기도 한다. 나는 특히 사고하기에 관여하는데, 이 능력 면에서는 물질 육체 안에서, 특히 신경계에서 파괴의 효과를 낸다. 의지, 그리고 움직일 때 물질 육체를 통해 의지력이 표현되는 방식에 관여하기도 하는데, 예컨대 똑바로 서서 두 다리로 걷는 능력은 특히 인간의 속성이다.

이 나는 한 시간, 하루 또는 한 해와 그다음 해의 연속성과 영속성의 감각을 부여하는데, 이것은 기억의 능력으로 가능해진다. 인간만이 진정한 기억력을 갖는다. 사람은 잠에서 깰 때 그 전날 일어난 일과 자신이 새로운 날에 하고자 한 일을 기억한다. 자신이 누구인지, 그리고 어디에 살고 있는지를 기억하고, 이렇게 보유한 개념들이 정체성의 감각을 유지한다. 하지만 동물에게는 경험이 마음속으로 보유되지 않는 채 들어오고 나간다. 동물의 외부 환경이 이전과 유사한 상황에 대한 일종의 회상을 유발할 수는 있지만, 그것은 동물이 지금 마주하는 환경에 반영되어 있지 않은 사건들을 떠올리게 할 만한 힘은 가지지 못한다. 인간은 외부 환경과 무관하게 마음대로 과거의 사건들을 떠올릴 수 있다.

자유와 책임

사람이 스스로 생각할 수 있는 능력은, 그리고 그 능력을 사용할 수 있는 정도까지는, 사람을 본능적 행동에서 자유롭게 해줄 수 있다. 자유를 얻을 수 있는 한, 그러한 자유로움을 가능케 하는 것은 바로 나이다. 인간만이, 본질적으로는 즐거움의 추구와 고통의 회피라는 본능적 행동과, 다른 사람들의 행복에 대한 관심과 같은 더 높은 동기들 사이에서 선택을 한다. 이러한 선택 능력은 선택된 행동의 결과에 대한 책임과 분리될 수 없다. 하지만 나, 즉 자아는 사람이 스스로 생각하는 능력을 부여할 뿐만 아니라, 사람이 스스로 자신의 천성을 변화시킬 수 있게 해주기도 한다.

일부 심리학 학파에서는 자유가 인간의 특징임을 인정한다. 그들은 일반적으로 유아기의 환경을 강력한 영향력이 있는 것으로 보지만, 사람이 어렸을 때 배운 것을 의식하여 자기 행동을 조절할 수 있다고 생각한다. 이처럼 의식을 지닌 자아의 발달이라는 주제를 연구 대상의 일부로 삼는 심리학에서는 인간에게 자유가 존재함을 암시한다. 일부 심리학에서는 더 나아가 정신이라는 개념을 도입한다. 예컨대 실존주의자 빅토르 프랑켈은 진실과 의미를 찾고 지각할 수 있는 한 사람의 일부라고 정신을 설명했다. 그는 말하기를, 영혼은 심한 우울증 같은 신경병 때문에 아플 수 있지만, 정신은 여전히 상황을 지각하고 진실을 파악할 수 있는 능력을 지닐 수 있다고 했다. 그는, 질병 때문에 상당한 신체장애를 겪고 있어서 얼마 지나지 않아 죽게 될 것을 알지만, 그럼에도 일부 사람들은 직접적으로, 다른 이들은 자신이 겪는 방식의 고통의 예를 통해 다른 환자들을 돕기 위해 살아 있는 최후의 며칠을 사용하는 환자들에 관해 설명했다.

프랑켈은, 의사의 역할이란 육체와 영혼의 돌봄을 넘어서는 것이며, 환자가 자신이 겪고 있는 것 속에서 자신에게 의미 있는 것이 무엇인지를 찾을 수 있도록 환자를 돕는 것을 포함한다고 말했다. 그는 괴테의 경구 하나를 심리요법의 금언으로 인용했다.

우리가 사람들을 지금 있는 그대로 대한다면, 우리는 그들을 더 나쁘게 만드는 것이다. 우리가 사람들을 그들이 마땅히 존재해야 할 상태인 것처럼 대한다면, 우리는 그들이 그렇게 될 수 있게 되도록 그들을 돕는 것이다.

이와는 대조적으로, 동물 같은 인간의 행동을 보여주고자 하는 사상을 지닌 학파들은 인간 자유의 존재를 부정하는 경향이 있다. 예컨대 『털 없는 원숭이』에서 데즈먼드 모리스는, 다른 사람들에게 혜택을 주기 위한 것으로 보이는 인간 행동이 실제로는 생존과 성생활 같은 본능적 충동을 교묘하게 순화한 것일 뿐이라는 주장을 한다. 이 주장은 인간을 동물의 차원으로 낮추는 것이고, 모든 행동이 이런 충동에서 나오는 것으로 여겨진다면 자유와 정신은 부정된다.

인지의학에서는 진정한 자유를, 이미 충분히 발달한 상태로 주어지는 특권이라기보다 추구하는 목표로 본다. 나 또는 정신은 개인의 발달 과정에서 변화의 동인으로 활동한다. 이것은 탄생 이전과 죽음 이후에도 존재하며, 학습과 습관과 본능을 통한 행동 형태들의 구속을 벗어나도록 자극하여 그 행동을 자유롭고 의식적인 행동으로 대체한다. 개인 발달의 이러한 과정은 한 번의 생애로 제한되지 않는다. 앞에서 보았듯이, 물질 육체는 끊임없이 부패하기 쉽고, 에테르체에 의해 유지되는 한에서만 살아남는다. 물질 육체가 죽으면, 정신은 그 생애 동안 이루어진 발달의 진도만큼 유지되어 그다음 육화(incarnation)를 준비하는 동안 정신세계에서 계속 활동한다.[19]

우리의 행동의 결과

사고와 활동을 통해 사람들은 끊임없이 세계의 미래를 형성한다. 사람이 자신을 둘러싼 것들에 미치는 행동의 결과는 아주 분명히 볼 수 있지만, 일부 결과는 인지하는 데 오랜 시간이 걸릴 수도 있

---

19 이러한 재육화(reincarnation) 개념은 인간이 동물이나 벌레로 환생할 수 있다고 주장하는 특정 고대 종교의 가르침과 혼동되어서는 안 된다. 인간의 정신은 그것이 물질의 영역에서 활동하는 매체로서 인간 형태의 발달에 관여한다. 동물과 벌레는 개별의 나(I)를 갖지 않으며, 그 육체의 구조는 동물과 벌레를 지원하도록 발달하지 않는다. 인간적인 나를 지원할 수 있는 유일한 육체 구조는 나 자체가 형태를 가지고 활동하는 육체 구조이다.

다. 예컨대 우리가 선택한 생활방식이, 우리가 가능할 것이라 믿었던 정도보다 훨씬 더 광범위하게 세계에 영향을 끼쳤다는 사실은, 특히 오염에 대한 의식이 높아지면서 비교적 최근에야 분명해졌다. 우리가 행한 모든 것에 대한 우리 한 사람 한 사람의 책임감은 정신에 의해 탄생해서 죽고 난 뒤에도 살아남는다. 그것이 미래에 미치는 영향은 고대 동양의 가르침에서 빌려온 말인 업(karma)으로 설명되는 법칙을 따른다. 미래의 삶에서 우리의 업은, 우리가 결여했던 능력을 발달시키고 우리가 세계로 가지고 들어왔던 어떤 악의의 영향력도 만회할 기회를 우리에게 가져다준다. 하지만 (우리가 더 높은 지각 능력의 발달에 필요한 내면의 강화 과정을 거치지 않았다면) 우리는 보통 우리의 업을 의식하지 못하는데, 우리가 우리의 업을 의식한다면 더는 자유롭지 않게 될 것이기 때문이다. 책임감이라는 짐은 아주 클 것이어서, 미리 결정지어진 운명으로 뒤따르게 될 어떤 과정의 행동을 강요할 것이다.

업이라는 이 발상은 응보, 즉 좋거나 나쁜 행위에 대해 어떤 높은 권위가 내리는 보상이나 처벌의 개념이 아니다. 이에 관한 설명은 이 책의 목적 때문에 매우 간략하게 이루어졌지만, 책임감은 스스로 결정하는 것과 함께한다는 원리는 정신세계에서 확인하지 않아도 일상생활의 예들을 통해 이해될 수 있다. 일반적으로 아이들은 자기 행동의 결과를 제한적으로만 의식하고, 그 결과 종종 이기적이고 무책임하게 행동한다. 성숙함에 따라서 아이들은 다른 사람들이 자신의 행동에 어떻게 영향을 받는지를 경험을 통해 배우고 더 이타

적으로 되는 경향이 있다.

우리가 육화를 준비할 때, 우리의 업이 우리가 언제, 어디서 태어날지, 그리고 누구에게 가서 어떤 환경에서 살지에 영향을 미친다. 우리의 업은 우리의 체질과 성격을 형성하고, 발달에 손상을 끼칠 뿐만 아니라 발달을 자극하기도 하는 인생의 혹독한 교훈을 제공한다. 우리의 발달 과정에 이 업의 요소를 인식하면, 질병과 같은 우리 인생의 주요 사건들의 기초를 이루는 의미를 발견할 가능성이 열린다. 질병을 불운한 사고 이상의 것으로 보는, 즉 개인 발전의 기회이자 촉매인 도전 과제로 보는 것이 가능해진다. 물론 이 관점은, 수정이 될 때 생겨나서 죽을 때 더는 존재하지 않는 진화한 동물로 인간을 보는 오늘날의 관점과 아주 다르며, 치유법에서도 매우 다른 형태를 낳는다.

인지의학 의사의 관점에서 보면, 첫 번째 단계는 어떤 질병이 그 환자에게 어떤 중대한 의미를 지닐 가능성을 의식하는 것이다. 환자와 그 문제를 토론하여 의사는 그 의미를 발견할 수 있게 도울 수 있다. 드러나는 의미가 아주 일상적인 것일 수도, 아주 심각한 것일 수도 있다. 비교적 일상적인 예는 한바탕의 짧은 감기나 감기와 유사한 질병의 경험에서 나올 수 있다. 20대나 30대에는 환자에게 그것은 아주 심한 것이 아닐지라도, 아마 너무 열심히 일하거나 활동하면서 건강한 균형을 유지하지 못해서 지친 것임을 깨닫게 하기에 충분할 수도 있다. 그 균형을 회복하고 그에 따라 자신의 생활을 조절할 때라고 결심할 수 있다. 이전에 영국의 인지의학 의료원이었던 파크 애트우드 클리닉(Park Attwood Clinic)의 작업에서 가져온 몇몇 더 의미심장한 예를 함께 보자.

생활 변화의 예

자신의 신체 단련과 스포츠의 성취에 아주 큰 가치를 두었지만 장애가 될 만한 관절염이 생긴 한 남자의 심각한 경우가 있었다. 이 장애 때문에 그는 자신이 중시하는 가치와 우선 사항을 다시 생각하게 되었다. 이윽고 그는 자기 삶의 새로운 토대를 발견할 수 있었지만, 어떤 환자에게는 이런 식으로 강요되는 과정이 끔찍한 정신적 외상이 될 수 있다. 그 환자는 새로운 생활방식에 적응하는 동안 엄청난 도움이 필요하기 때문이다.

성공적인 아내와 엄마가 되는 데 자신의 에너지 대부분을 쏟아부은 30대 중반의 한 여성은, 자신이 스스로에게 기대한 삶의 기준에 도달할 수 없다고 느꼈는데, 이것은 다른 사람들이 자신에게 기대한다고 그녀가 생각하는 점에 기초를 둔 것이었다. 이 여자는 심한 우울증과 근심에 빠지게 되었고, 결국 가정을 꾸려나갈 수 없었다. 이 때문에 자신이 잘 대처할 수 없다는 느낌이 확고해졌고, 우울증과 근심이 악순환하며 깊어졌다. 이런 위기를 겪으면서 많은 도움이 필요했다. 잠시 인지의학 치료와 주류 의학의 진정제를 받았고, 나중에는 간호와 예술 치유의 도움을 받았다. 고비를 넘어서자 스스로 품었던 기대를 내려놓기 시작했다. 서서히, 어떤 자의적으로 부과된 기준으로 스스로의 가치를 매기기보다는 있는 그대로의 자기를 받아들여야 한다고 느끼기 시작했다. 이러자 다른 사람들이 바라는 바라고 스스로 생각하는 것보다 자기 자신의 의지에 따라 행동해야 한다는 느낌이 생겨났고, 이때 비로소 회복이 잘 이루어졌다. 몇 달 뒤에 이 여성은 가족과 함께하는 생활로 다시 돌아갈 수 있었고, 그 뒤 곧, 자신에게 더 충실해지면서 훨씬 더 성취감을 느낀다는 소식을 전해왔다. 그 뒤 그 질병의 고통은 겪을 가치가 있는 것이었다고 말했는데, 그것이 자신의 삶에 그 변화를 가져다주었기 때문이라는 것이었다.

52세의 한 남자는 심한 습진이 발병해서 고생했는데, 자신의 가정의에게 받은 강한 스테로이드 치료가 병세를 거의 완화하지 못했다. 겉으로 보자면, 이 남자는 폭력을 잘 쓰는 성격이어서 말싸움을 정리하는 데 주먹을 잘 쓰곤 했었다. 가라테 전문 교사였고 무술을 매우 즐겼다. 인지의학을 통한 외래 환자 치료로 뚜렷한 효험을 얻지 못하자, 파크 애트우드에 입원했다. 처음에는 계속해서 공격적이었고 우울증을 겪는 환자들에게 공감을 보이지 않으면서 자기는 우울증이 뭔지 상상할 수도 없다고 말했다. 느낌에 관해 이야기하는 것이 남자답지 못한 것이라고 생각하며 자기에게는 어울리지 않는 것임을 분명히 했다. 그는 말하기를, 자기가 보기에 이 센터의 분위기가 이상하게 고요하고, 그래서 비현실적이며, 식전 감사 기도의 관습이 아주 같잖다는 것이었다. 시간 낭비라는 그의 항변에도 불구하고, 그는 미술 치유와 치유 오이리트미를 시작했고(7장을 보라), 습진에 적용되는 인지의학 치료제와 연고를 받았다.

센터에서는 매우 지원을 아끼지 않는 사회적 분위기를 제공했고, 그가 직원이나 공동 작업자(coworker)를 불렀을 때 그들과 이야기를 나눌 수 있는 충분한 시간이 주어졌다. 이러한 환경에서 얼마간 지내고 나자 그는 약간 부드러워진 것으로 보였고, 하루는 한 간호사와 대화를 나누다가 갑자기 울음을 터뜨리면서 자신이 한국전쟁에서 겪은 일을 이야기했다. 이전에 누구에게도 이 이야기를 한 적이 없었고, 그 간호사 앞에서 울음을 터뜨림으로써 느낌에 대한 자신의 금기를 드러내놓고 깨버린 것이었다. 그가 이 전쟁에서 엄청난 잔인함과 고통을 목격했고 네이팜탄에 심한 화상을 입었다는 사실이 드러났다. 이 전쟁 전에는 습진에 걸린 적이 없었고, 병이 난 부위는 34년 전에 화상을 입은 곳과 정확히 일치했다. 게다가 어렸을 때 정서적 박탈감을 경험해서 그것을 보상받기 위해 공격적으로 힘을 과시하는 성향을 발달시켰음이 드러났다. 청소년기의 이러한 행동 방식이 전쟁의 경험 때문에 고착된 것으로 보였고, 그 이후 그것은 어찌해볼 수 없는 채로 남은 것이다.

그는 레오나르도 다 빈치의 벽화 〈최후의 만찬〉에 관한 센터의 강연에 참석한 뒤에 이 그림에 묘사된 그리스도와 열두 제자의 몸짓에 관해 토론했다. 다음 날 밤, 벽화 속 그리스도가 앉은 자리를 향해 팔을 벌리고 심장 부위를 통해 한쪽 팔에서 다른 쪽 팔로 에너지가 흘러가는 듯이 느끼는 아주 감동적인 꿈을 꾸었다. 나아지기 시작할 거라 확신하는 느낌과 함께 잠에서 깨었고, 그때부터 줄곧 습진이 꾸준히 호전되었다. 이때 이미 그는 아주 다르게 행동하고 있었고, 다른 환자들, 특히 정서적 문제를 안고 있는 환자들에게 상당한 공감과 이해를 보였다. 또한 센터의 작업에 진심 어린 존경을 표했다. 퇴원해도 좋을 만큼 충분히 상태가 좋아졌고, 그 뒤 거의 곧바로 직장에 복귀할 수 있었다. 습진에서 회복되었을 뿐만 아니라 주목할 만한 내면의 변화 또한 경험한 게 분명했다. 격심하고 매우 불편한 질병을 통해서만 자신의 공격성과 대면하고 그것을 결국 극복하여 자신을 표현하기 시작할 수 있었던 것으로 보였다. 그 습진은 깊은 정서적 문제의 한 증상이었고 그의 인간적 발달의 한 주요한 단계에서 하나의 역할 또한 한 것이었다.

죽음을 앞두고 있거나 말기 병을 앓고 있는 노년 환자의 질병의 경우에는 그 중요성을 추측하기가 더 어려울 수 있는데, 죽음 이전까지 그 질병이 충분히 경험될 수 없기 때문이다. 주류 의학의 이념 내에서는, 어떻게 불치병이 어떤 적극적 의미를 가질 수 있는지를 보기 어려울 것이다. 하지만 인지의학 의사들은 업과 개인의 발달이라는 맥락에 여전히 어떤 의미가 있음을 고려하면서도 그것에 대한 평가는 더욱 잠정적인 것이 되어야 한다는 점을 받아들인다.

한 50대 중반 여성은 매우 진전된 난소암 증세를 보였다. 종양이 퍼진 결과, 그녀의 배는 체액으로 눈에 띄게 부풀어 있었고, 병을 발견한 뒤 3개월이 지나지 않아 죽었다. 그녀의 삶은 주목할 만한 실망스러운 일들로 특징지어졌다. 이 여성은 자신의 부모가 감당할 수 있는 것보다 많은 아이를 두었기 때문에 조부모에게 양육되었는데, 자기가 부모에게 버림받은 것이라고 늘 생각했다. 재능 있는 사람이 있고, 간호사와 운동 치료사 자격을 가지고 있었다. 매력 있는 사람이었지만, 결혼도 하지 않았고 자식도 없었으며, 이 점 또한 자신에게 깊은 실망거리였다. 일반적으로 호감을 사는 사람이었음에도, 한 장소에 아주 오래 머무는 법이 없었고, 그래서 가까운 친구도 거의 없었다. 40대에는 노모가 돌아가실 때까지 노모를 돌보았고, 이 시기 동안 엄마에게서 그 이전에는 느껴보지 못했던 감사의 마음을 느꼈다. 엄마의 집을 물려받고 그곳에서 혼자 살면서, 모두 결혼해서 자녀와 함께 살고 있었던 형제자매들과 떨어져 지냈다.

말기라는 것을 알고 있었던 암을 치료하는 동안, 이 여성은 자신의 깊은 실망감 중 일부를 표현할 수 있었다. 발병 초기부터 줄곧 질병과 연관된 아주 큰 두려움과 공포가 있었는데, 자신의 부풀어 오른 배가 주는 압력이 숨쉬기를 어렵게 한다는 사실 때문에 그것이 더 악화되었다. 그러나 센터의 간호사와 그 밖의 협력자들과 긴밀한 관계를 만들었고, 자신이 인생에서 겪은 어려움에 대한 분노를 놀랄 만큼 쏟아낸 뒤에는, 눈에 띌 만큼 수용적인 태도와 내면의 평정에 이르렀다. 이 여성은 그 뒤 곧 죽었지만, 이 여성을 돌본 사람들은 그녀의 만성 '내면 상처들'이 죽기 전에 치유되었기 때문에 해결되지 못한 채 사후에 정신세계로 옮겨지지 않을 것이라고 느꼈다. 이 여성은 다가오는 죽음뿐만 아니라 자신의 생애 또한 받아들이는 법을 배운 것이었다.

이러한 예들에서 질병은 환자가 자신의 발전에서 의미심장한 발걸음을 떼게 해주었다. 인지의학은 이러한 발전을 억압하기보다는 지원하는 방식으로 질병을 치료하는 것을 목표로 삼는다. 상담을 통해 어떤 질병의 경험에 담긴 더 깊은 의미가 의사와 환자 모두에게 명료히 보이게 된다.

네 가지 상태와 네 가지 요소

인간의 네 가지 요소의 특징들에 관해서는 앞에서 대략 설명했기 때문에, 자연의 더 포괄적인 상이 떠오르는 것을 볼 수 있을 것이다. 정신과학은 자연과학과 양립할 수 있지만 세계에 대한 또 다른 차원의 개념을 추가한다. 특히 정신과학의 질적 접근법은 자연과학의 양적 한계를 확장한다. 예컨대 정신과학은 인간의 네 가지 요소, 그리고 흙, 물, 공기, 불이라는 자연의 네 가지 요소 사이의 질적 관계를 알아볼 수 있게 한다. 더 구체적으로 말하자면, 인간의 요소들을 물질 또는 에너지의 네 가지 기본 상태, 즉 고체, 액체, 기체, 온기와 연관 짓는다. 열을 가하면, 물질 가운데 밀도가 가장 높은 고체가 액체로 될 수 있다. 가열은 고체의 분자들을 더 활동적으로 만들어 어떤 한계점을 지나 액체 형태로 '녹게' 한다. 이와 마찬가지로, 액체는 가열하면 기체로 될 수 있다. 온기 자체는 있는 그대로의 고체 또는 액체 또는 기체의 어떤 **상태**로 생각될 수도 있지만, 예컨대 태양

인간 요소	상태	자연 요소
자아	온기	불
아스트랄체	기체	공기
에테르체	액체	물
물질 육체	고체	흙

도표 4.

에서 나오는 열기처럼 독립해서 존재할 수도 있다. 이런 의미에서 온기는 더 활동적인 분자를 지닌 분자라기보다 순수한 에너지이다.

물질 육체는 고체 상태와 관계되고, 에테르체를 액체와, 아스트랄체를 기체와, 그리고 자아를 온기와 관계 맺게 한다. 이 점과 인지의학의 연관성은, 자아가 물질세계에서는 온기를 통해, 아스트랄체가 기체를 통해, 그리고 에테르체가 액체를 통해 나타난다는 사실에 있다. 의과 대학생들이 해부학을 공부할 때는 1년 동안 절여진 시신을 해부한다. 이것은 그 몸이 전적으로 고체의 구조라는 인상을 주는데, 시신을 절이면 간처럼 부드럽고 실제로는 액체인 기관들을 매우 딱딱한 구조로 만들기 때문이다. 살아 있는 몸은 사실은 대부분 물과, 뼈로 된 딱딱한 부분인 고체보다 훨씬 더 많은 액체로 되어 있다. 기체는 창자와 폐에 존재하는 것과 마찬가지로 몸의 액체와 조직 속에서는 용해되고, 몸 전체는 평균 섭씨 약 37도(화씨 98.5도)에서 유지되는 심부 조직과 함께 온기를 유지한다. 사실 더 자세히 조사해보면 몸의 일부는 다른 부분들보다 더 따뜻하고, 한 기관과 또 다른 기관 또는 서로 다른 피부 부위의 온도가 상당히 다양할 수 있다. 현대의 온도 기록 기술을 이용하면, 피부 온기의 컬러 이미지 형태를 만들어낼 수 있다. **온기 육체**(warmth body)는 온기가 몸 전체에 분배되는 것을 이런 식으로 재현하여 묘사함으로써 상상해볼 수 있다.

겉보기에 고체인 물질 육체를 바라보면 그 사람과 외부 세계 사이의 분명한 경계의 느낌을 얻을 수 있다. 피부 내부의 모든 것은 그 사람의 일부로 보이고, 그 바깥의 모든 것은 외부 세계의 일부로 보인다. 그러나 **유동하는 육체**를 고려하면 이 경계는 덜 분명해진다. 일정한 양의 습기가 전체 피부 표면에서 끊임없이 배설되어 공기 속으로 증발한다. 호흡 과정에서 내부와 외부의 물질이 끊임없이 교환되는 **기체 육체**의 경우에는 그 경계가 훨씬 덜 분명하다. 숨을 들이마실 때는 외부에 있었던 것이 폐를 통해 몸속으로 들어온다. 이와 마찬가지로, 숨을 내쉴 때는 피에 녹아 있었던 기체가 외부 공기의 일부로 된다. 온기를 환경과 끊임없이 교환하는 몸의 온기의 경우에는 그 경계가 가장 느슨하다.

바닷물에서 사는 말미잘과 해면동물 같은 비교적 단순한 생명 형태를 가지고 시작해보자면, 이 동물들 몸속의 소금 농도가 주위 바다와 비슷하고 이 동물들은 생존을 위해 이 농도 수준에 매우 의존한다는 사실을 알 수 있다. 이들은 물속에 녹아 있는 산소를 흡수하고 용해된 이산화탄소를 배출하며, 이들의 체온은 주위의 물과 같다. 벌레와 같은 약간 더 높은 수준의 생명 형태는 그 유기체 속의 소금(고체)의 수치를 조절하는 원시적 순환기를 보유하고 있어서 주위 환경과 무관하게 그 소금이 광물질 함량을 유지하도록 내버려 둔다. 하지만 이들의 피부는 공기에서 산소를 흡수하기 위해 습기를 머금어야 한다. 이들은 외부의 물에 의존하는데, 물이 없이는 결국 탈수증 때문에 죽을 것이기 때문이다.

개구리와 두꺼비 같은 양서류 또한 산소를 흡수하기 위한 촉촉한 피부가 필요하지만, 폐도 있어서 인접한 환경에 있는 물(액체)에 얼마간 덜 의존할 수 있다. 파충류도 폐가 있는데, 이것은 공기의(기체의) 요소를 내면화하는 것을 보여준다. 그러나 양서류와 파충류는 냉혈 동물이어서 자기 몸의 온도를 결정하는 주위 온도에 계속해서 의존한다. 인간을 제외하고는 새와 포유동물만이 자기 몸의 온도를 조절하는데, 이는 온기 요소의 내면화를 보여준다(새와 포유동물이 온혈동물이라는 사실이, 이들이 독립된 자아를 가지고 있다는 것을 뜻하지는 않는다).

독립된 온기 요소는 자아가 몸속으로 작용하면서 자아의식을 만들어내는 물리적 매개로 활동한다. 기체 요소(특히 산소)는 의식을 만들어내는 아스트랄체가 몸속에서 활동하게 해주는 물리적 매개이다. 물이 없이는 생명이 없다. 사막에서처럼 무기 광물질의 요소만이 생명이 없는 것이다. 사람이 죽으면 육체의 온기는 재빨리 사라지고 호흡이 멈추며 폐가 붕괴된다. 결국 육체의 조직이 분해되고 해체가 일어난 뒤에 남는 것은 광물의 요소, 즉 해골이다.

온기라는 요소가 자아의 물리적 활동을 위한 매체임과 동시에, 자아의 존재를 보여주는 다른 많은 특징 또한 있다. 자아의식, 독립적 사고, 사건을 마음대로 기억할 수 있는 능력, 곧추서는 자세는 이미 언급한 바 있다. 말하기의 힘과 털이나 깃털의 부재(털이 없음)가 그 특징 목록에 추가될 수 있다. 이것들은 어떤 주어진 시기에 보이는 인간 형태와 동물 형태 사이의 차이들이지만, 생애 주기가 고려될 때 드러나게 되는 차이도 있다.

인간의 두드러진 한 가지 특징은 유아기가 아주 길다는 점이다. 대부분의 포유동물 또한 자기 새끼를 돌보는 시기를 갖지만, 그것은 그들의 수명에 비해 언제나 훨씬 짧다. 자아의 존재를 보여주는 또 한 가지는 성장과 발달에서 볼 수 있다. 동물의 물리적 성장의 정점은 번식력의 성숙도와 일치한다. 하지만 인간을 보면, 10대 초반에 이 시점에 도달한 이후에도 성장이 계속되어 20대 초까지 끝나지 않는다. 번식력의 성숙은 아스트랄체의 시기 또는 동물의 원리가 도래하면서 볼 수 있지만, 자아의 시기 또는 인간의 원리는 그보다 뒤에, 즉 스물한 살쯤에 도래한다.[20]

---

20 4장 전체의 이해를 위한 참고 문헌: 루돌프 슈타이너, 『업의 현시(Manifestations of Karma)』(4판) (Rudolf Steiner Press, UK, 1996). 업의 법칙, 그리고 예컨대 한 사람의 생애에 나타난 사건들이 그다음 생에서 육체의 체질과 건강에 어떤 영향을 미칠 수 있는지에 관한 설명.

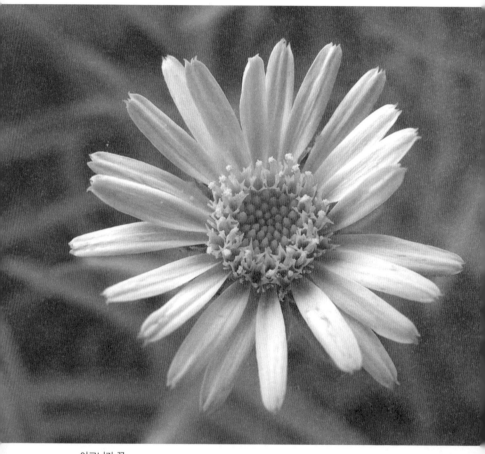

아르니카 꽃

5

질병의 두 가지 주요 유형

정신과학, 즉 인지학이 어떻게 인간에 대한 관점을 순수하게 물질로 된 유기체에서 생명과 영혼과 정신의 요소를 가진 더 폭넓은 모습으로 확장하는지를 살펴보았다. 인지학에서 보는 바에 따르면, 물질 육체에 파괴 효과를 끼치는 의식을 만들어내는 작용과 축적하고 재생하는 생명 요소의 작용 사이에는 섬세한 균형이 있다. 파괴하는 작용이나 쌓아 올리는 작용 중 어느 것이든 우위를 차지하는 것은 건강하지 않은 것이어서 질병이 발생한다. 이화작용 또는 동화작용의 특징이 되는 전형적 증상들을 확인할 수 있지만, 이에 관해 상세히 설명하기 전에 인지학의 생리학을 좀 더 깊이 살펴볼 필요가 있다.

주류 의학의 연구에서는, 신경계와 순환계와 호흡계통 같은 여러 체계로 구분된다. 인지의학에서는 인간의 세 가지 비물질 요소가 물질 육체에 작용하는 방식으로 특징지어지는 세 가지 주요 체계를 설명한다. 신경계에서는 모든 신경, 뇌, 척수, 감각기관의 활동이 이루어진다. 신진대사-사지 체계에서는 영양분의 흡수, 신진대사와 사지의 활동이 이루어진다. 세 번째의 리듬 체계에서는 호흡과 맥박 작용이 이루어진다.

신경계

신경계는 뇌와 대부분의 감각기관이 있는 머리에 분명히 집중되어 있으며, 거기에서 몸 전체로 퍼져 있다. 신경계는 의식, 이화작용, 낮은 생명력, 더 고도로 분화된 신체 구조와 연관된다는 사실은 이미 살펴보았다. 이러한 특징이 관찰되는 곳에서는 정신이 육체에 파괴의 효과를 끼치는 반면에, 무의식의 원기 회복 과정에서는 정신이 아스트랄체와 에테르체와 물질 육체를 통해 조화롭게 작용한다. 몸에서 가장 복잡한 구조는 신경-감각 계통, 예컨대 고막을 내이로 연결해주는 세 개의 아주 작은 뼈에서 찾아볼 수 있는데, 이 뼈들은 아주 섬세해서 고막의 가장 미세한 움직임을 전달할 수 있다. 이 기관들의 낮은 재생 능력은 에테르체가 이 기관들에서 물러나는 것과 연관된다. 생물학적 보상의 원리에 따라서 이 에테르체의 힘은 다른 활동에서 쓸 수 있어서 축적의 활동에서 사고 활동으로 옮겨진다.

감각기관의 구조는 몸에 있는 다른 어느 기관보다도 무기질의 순수하게 물질적인 요소와 가까우며 거의 기계와 같다. 따라서 이 기관들이 어떻게 인공의 도구와 비교될 수 있는지 쉽게 볼 수 있다. 눈의 동공과 수정체와 망막은 카메라의 조리개와 렌즈와 화상 감지기 또는 필름과 비교될 수 있다. 마찬가지로, 내이의 털은 피아노의 현과 비교될 수 있다. 실제로 몸 전체에는 피가 스며들어 미세한 모세혈관을 통해 날라지고, 얇은 모세혈관 벽으로 분리되어 있을 뿐인 몸속 세포들과 거의 직접 접촉한다.

그러나 눈의 안쪽은 예외이다. 대부분의 눈의 벽에는 피가 풍부하게 공급되지만, 그 안쪽은 투명한 액체로 가득 차 있다. 각막(동공과 홍채 앞쪽의 투명한 부분)과 수정체에는 피가 전혀 공급되지 않는다. 이 부분들에 필요한 산소와 영양분은 눈의 투명한 액체를 통해 분해되어야 한다. 이 부분들은 원기를 가져다주는 피의 효과로부터 차단되기 때문에, 예컨대 수정체가 급속히 불투명해지는 백내장에서 보듯이 손상되거나 노화되기가 특히 쉽다. 감각기관과 마찬가지로, 신경-감각 계통과 연관된 섬세한 조각의 효과를 두개골의 몹시 복잡한 모양에서도 볼 수 있다. 그 세세한 구조는 사지 뼈의 비교적 단순한 형태와 대조된다.

신진대사-사지 체계

　신진대사-사지 체계에는 위와 창자가 있는데, 여기에서는 음식이 분해되어 피와 림프계 속으로 흡수된다. 그러면 피는 먼저 간으로 가는데, 간에서는 새롭게 흡수된 물질 중 많은 것이 간 조직으로 들어간다. 간세포는 포도당과 그 밖의 단순한 당분을 글리코겐으로 변화시키는데, 그것들은 이 형태로 필요할 때까지 저장될 수 있다. 아미노산은 피 가운데 액체 부분의 기본 성분인 단백질 알부민으로 변형된다. 유기물이 소화됨에 따라, 특정 동물이나 채소의 일부인 상태로 그것이 가지고 있었던 특수한 자질들이 단계별로 파괴되어 '중성' 또는 실제로는 생명이 없는 자질을 갖게 된다.

　위와 같은 물질을 다시 조립하여 인체의 특징을 지닌 인체 성분 속으로 집어넣는 작용을 시작하는 것이 간이다. 간에서 시작되어 이 물질이 혈액순환을 통해 몸의 다른 모든 부분으로 날라진다. 이 신진대사 과정은 소화기관과 간으로 집중되고 여기에서 온몸으로 퍼져나간다. 신진대사-사지 체계에는 사지 또한 포함되는데, 사지는 몸을 움직이게 한다. 풍부한 피 공급을 받는 사지의 근육 속에서는 피가 가져다주는 물질 중 많은 것이 운동에 소모되는 에너지로 변형된다. 모든 근육운동은 온기를 만들어내기도 하는데, 이 온기가 피를 통해 몸의 나머지 부분으로 분배된다.

　신경-감각 체계와 직접 비교해보자면, 신진대사-사지 체계는 무의식을 특징으로 한다. 무언가 잘못되고 있어서 통증이 시작되지 않는 한 우리는 축적작용이 일어나는 것을 의식하지 못한다. 운동을 통해 의지를 행사하는 것 또한 무의식적이다. 예컨대 방 안을 가로질러 걷는다는 개념은 우리의 사고 속에서 일어나지만 걷는 것 그 자체는 무의식적으로 뒤따른다. 만일 방 안을 가로질러 걷는 데 관계되는 모든 서로 다른 근육의 필요한 움직임을 숙고해서 해내야 한다면, 우리는 곧 넘어질 것이다! 우리의 내면 경험을 관찰해보면, 우리가 하고자 하는 무언가에 관해 생각하는 것과 그것을 실제로 하는 것을 구별할 수 있다. 예컨대 아침에 잠자리에서 일어나기로 마음먹는 것과 실제로 그렇게 하는 것 사이에 상당한 지체 시간이 있을 수 있는 데에서 이것을 아주 잘 볼 수 있다. 잠자리에서 일어나기 시작하는 순간에 우리는, 그 움직임의 원천이 그 관념을 아주 빠르게 품는 마음이 아니라, 영혼의 어떤 깊은 무의식의 부분이라는 느낌을 얻을 수 있다. 이 무의식이 의지와 신진대사 활동 전체, 이 두 가지 모두의 특징이다.

신경-감각 체계가 우리와 외부 세계를 의식을 통해 연결하는 반면에, 신진대사-사지 체계는 우리를 물리적으로 연결한다. 특히 우리의 다리는 중력에 저항하면서 움직이게 한다. 우리의 팔과 손은 우리가 환경에 작용을 가하고 세상에서 창조적 활동을 할 수 있게 해준다. 신진대사-사지 체계를 통해 물질 재료가 음식으로 흡수되고 우리는 물질세계에서 활동할 수 있다. 신경-감각 체계를 통해 우리의 물질 육체는 정신의 의식적 활동에 연결되는데, 이 활동은 물질세계를 감지하지만 그것에 직접 영향을 미치지는 않는다. 신진대사-사지 체계는 육체에 축적과 온기의 효과를 내고, 신경-감각 체계는 분해의 효과를 내며 그 기관들은 비교적 차가운 것을 특징으로 한다.

리듬 체계

유기체의 이 두 가지 극 사이의 가운데에, 몸의 모든 리듬에서 표현되지만 특히 호흡과 맥박에서 표현되는 리듬 체계가 있다. 이것은 심장과 폐, 그러니까 흉부에 집중되어 있다. 신경-감각 체계, 즉 머리의 극이 사고와, 그리고 신진대사의 극이 의지와 연관되는 반면에, 리듬 체계는 특히 느낌과 연관되어 있다. 심장은 전통적으로 느낌이 자리하는 곳으로 생각되는데, 그 물리적 표현은 분노와 두려움 같은 감정이 일어날 때 흔히 경험되는 호흡률과 맥박의 즉각적 변화에서 관찰할 수 있다.

리듬은 예컨대 숨 들이마시기와 숨 내쉬기 또는 잠과 깸의 주기에 있는 서로 반대되는 것을 중재하는 수단을 제공한다. 환자 몸의 리듬들의 규칙성을 확인하는 것이 진단의 중요한 일부이다. 가장 확실한 것으로서 맥박을 확인하지만, 수면 주기, 월경 주기, 또는 배변 규칙성의 장애를 보면 질병의 원인을 밝히는 데 도움이 될 수 있다. 의식이라는 면에서 보자면, 우리는 우리의 느낌은 감지하지만 우리의 사고는 덜 감지한다. 사고를 날카롭게 감지하는 것과 의

몸의 체계	내면 활동	의식의 수준	물리적 효과
신경-감각	사고	의식	냉기, 이화, 딱딱하게 함
리듬	느낌	꿈과 같음	균형, 중재
신진대사-사지	의지	무의식	온기, 동화, 부드럽게 함

도표 5.

지의 무의식 사이에 놓이는, 꿈을 꾸는 듯한 특질이 우리의 사고 속에 있다.

이 두 개의 극을 중재하는 것은 해부학적으로도 볼 수 있다. 머리의 극이 부드러운 뇌 조직을 안에 품은 바깥 뼈를 가지고 있는 반면에, 신진대사의 극은 뼈를 둘러싸고 배열된 바깥의 부드러운 근육조직을 가지고 있다. 가슴에는 바깥(흉곽)에 뼈와 근육이 번갈아가며 있는데, 아래쪽 끝에서 더 열려 있으면서 척추 주위에 배치되는 다양하고 부드러운 기관들을 감싼다. 이처럼 두 극단의 구조적인 면들이 모두 리듬 체계에서 만나서 융합된다.

두 개의 극은 혈액순환과 폐가 합쳐지는 곳에서 만난다. 혈액순환은 축적, 온기, 신진대사 작용과 주로 연관되고, 더운 피를 식혀주는 호흡은 감각 작용과 더 관련이 있다. 호흡은 머리를 통해 일어나기 때문에 대개는 무의식적으로 일어나지만, 맥박보다는 의식적으로 통제하기가 더 쉽다. 호흡률(분당 약 18회 호흡)과 비교할 때 맥박의 상대적 속도(성인의 경우 움직이지 않을 때 대개 분당 약 72회) 또한 신진대사 극의 역동적인 물리적 활동과 머리 극의 상대적인 물리적 정지 상태가 대조된다는 것을 보여준다.

균형과 질병

건강의 유지는 아주 대부분 신진대사 작용과 신경-감각 과정을 평형 상태로 유지하는 문제이다. 리듬 체계가 이 균형을 유지하는 데 특히 관여하기 때문에 치유에서 특별한 역할을 한다. 평생에 걸쳐서, 타고나는 이 또는 저 극의 지배적 활동 경향이 반드시 질병을 낳지는 않을 수 있다. 예컨대 탄생으로부터 죽음에 이르기까지에는 강조점이 점차 옮겨진다. 태어난 뒤 몇 달은 오직 먹는 것, 자는 것, 크는 것에 바쳐지고, 아기의 몸은 이후 삶의 시기에서보다 부드러우며, 맥박은 성인의 신진대사 극의 온갖 전형적 특징들보다도 더 빠르다. 노년이 되면 수분이 **말라버리는** 경향이 있어서 피부가 탄력을 잃어 손과 얼굴이 쭈글쭈글해진다. 늙은 사람들은 일반적으로 젊었을 때보다 덜 자고 먹으며, 움직임이 줄어들고 추위를 더 많이 타는 경향이 있다. 이것들은 모두 머리 극의 특징들이다.

체질과 연관 지어 신경-감각 또는 신진대사-사지의 활동을 강조하기도 한다. 신경-감각 체계가 우세한 사람들은 마른 데다 더 각진 몸에 자기 나이보다 더 나이가 들어 보이는 경향이 있다. 신진대사-사지 체계가 우세하다면, 좀 더 둥글둥글한 체형에 통통하기도

100

하고 실제보다 어려 보이는 경향이 있다. 상대적으로 감성과 지성 면에서 미성숙한 경향이 있을 수도 있다. 이러한 설명은 대조되는 체질 유형에 관한 것이지만, 한 극이 다른 극보다 너무 극단적으로 우세하게 되지 않으면 질병이 생긴다는 의미는 아니다. 이렇게 한 극의 우세가 극단화되면 두 가지 주요 형태의 질병이 발생할 수 있는데, 이 질병들은 특히 두 극과 연관되어 있다. 신진대사-사지 체계 활동의 불건강한 과도함은 온기의 증가와 과도한 액체(부기)를 특징으로 하는데, 이것은 열과 염증의 필수 특징들이나. 불건강하게 과도한 신경-감각 활동은 액체의 손실, 과도하게 딱딱해지는 것, 움직임과 유연성의 손실, 몸속의 무기 침전물의 축적을 특징으로 한다. 이것은 골관절염이나 동맥경화증 같은 퇴행성 또는 경화성 질병의 특질들이다.

인지의학에서는, 이것들이 질병의 두 가지 주요 유형으로서, 하나는 열을 내고 염증을 일으키는 질병이고, 다른 하나는 퇴행성과 경화성의 질병이다. 하지만 어떤 질병이든 순수하게 한 유형 또는 다른 유형으로 보는 것은 거의 언제나 지나친 단순화이며, 대개 두 가지 경향이 연관된다. 예컨대 류마치스 관절염은 관절의 뚜렷한 염증과 함께 시작되어 붉게 부풀어 오르며 고통을 주면서 열을 내게 된다. 이 질병이 몇 년 동안 진행되면 만성적으로 뒤틀린 관절과 같은 퇴행성 경향이 나타난다. 본질적으로 감염성 염증 질병인 결핵도 오랫동안 지속되는 경향이 있고 폐에 딱딱한 조직과 흉터를 남기는데, 이것은 경화증의 특징이다.

감기의 증상에는, 코안으로 이어지는 두개골의 빈 공간인 부비강에서 점액이 배설되는 현상이 있는데, 이때 부비강은 충혈되어 붉고, 이와 함께 특히 처음 며칠 동안 목에 염증이 생기고 평소보다 체온이 높게 된다. 이 증상들은 신진대사 유형의 증상이지만, 대부분의 영향을 받는 부위는 그 반대 극인 머리이다. 사람들은 지치거나 한기를 쐬어 감기에 걸리는 경향이 있다. 한기는 외부 요소, 즉 외부의 차가움이 몸에 침투하는 것으로 볼 수 있다. 다른 때라면 건강한 사람이 지쳐 있는 상태는 지나치게 많은 '머리' 작업이나 불충분한 잠을 통해 회복 작용이 부족한 상태를 나타낸다. 차가움이나 '지나친 의식' 모두가 머리 극을 대표하지만, 감기의 증상들은 신진대사 극의 특징이다. 이러한 사실은, 한 질병에서의 두 가지 극의 상호작용을 보여주는 또 하나의 예이기도 할 뿐만 아니라, 어떻게 물질적 증상들이 질병의 근본적 원인보다는 몸의 치유 작용과 더 많이 연관될 수 있는지를 보여주기도 한다.

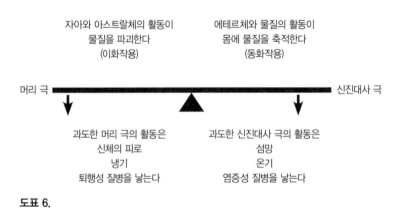

도표 6.

어떤 질병의 경우에도 두 가지 반대되는 체계 중 어느 하나의 불건강하게 과도한 활동을 하는 특징들을 찾아볼 수 있다. 이 특징들은 그 환자의 정신, 영혼, 생명, 물질이라는 요소들 사이의 관계를 보여준다. 의사가 가능한 한 완전한 진단을 내리고 적절한 치료를 처방할 수 있다면, 이러한 지표들은 필수적인 것이다.

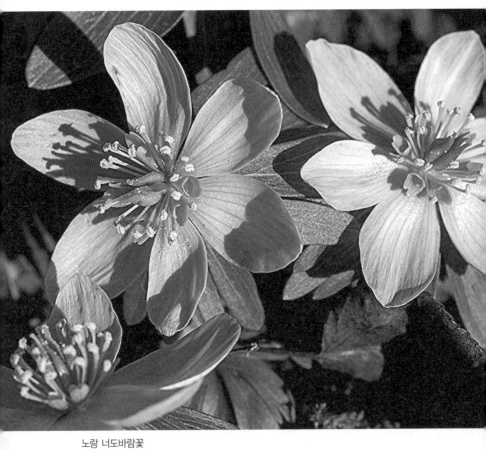

노랑 너도바람꽃

6

약의 사용

신경-감각 체계와 신진대사-사지 체계의 불균형 때문에 질병이 발생하면, 그 병을 고치기 위해 균형을 회복하는 수단이 요구된다. 인지의학에서는 인체의 생명 작용과 비슷한 생명 작용을 자연의 예에서 찾아 동물과 식물과 광물의 재료들을 치료에 쓴다. 이와는 대조적으로, 주류 의학에서는 질병을 물질 육체 내의 분자 변화 면에서의 질병으로 보아 자연에서 나는 물질에서 화학적으로 약을 분리해낸다.

모든 생명은 성장, 영양 섭취, 소화, 호흡과 같은 작용으로 이루어지는데, 이것들은 정신 요소의 활동이 물리적으로 표현되는 것들이다. 생명은 정지된 상태로 볼 수 없다. 생명은 이 작용들과 관계된

역동적 활동으로 창조되고 끊임없이 유지된다. 예컨대 식물을 보라. 어떤 때에든 식물의 형태로 볼 수 있는 것은 그 안의 생명 작용으로 만들어진 물질 재료가 조직된 것이다. 예컨대 무기물이 햇빛의 도움을 받아 생명 속으로 들어오는 광합성 작용은, 식물이 스스로 살아가며 성장하는 능력에서 중요한 것이다. 생명이 존재하는 곳은 어디에서나, 이렇게 축적하는 (에테르체의) 작용이 발견된다. 의식이 존재하는 곳에서는 어디에서나 당분의 연소와 같은 분해하는 (아스트랄체의) 작용이 발견된다.

주류 의학에서는 분자 변화라는 면에서 질병을 분석하고 물리적 증상을 완화하기 위해 분자 변화에 맞서는 것을 목표로 화학적인 약을 개발한다. 인지의학에서는 이 증상들과 연관된 분자 변화를 일으키는 과정들 사이의 상호작용을 본다. 그래서 예컨대 약에 든 식물들 속의 관련 작용들을 이용하여, 환자의 몸속에서 그 과정들 사이의 적절한 균형을 회복할 수 있게 자극하는 데 약이 이용되도록 하는 것을 목표로 삼는다.

식물 치료법

식물은 파괴적 영향력을 지닌 아스트랄체가 아닌 물질 육체와 에테르체가 있어서 인간이 지닌 에테르체를 재생하고 치유하는 방법과 특히 연관성이 있다. 식물의 가장 특징적인 부분은 잎인데, 잎은 녹색식물에서 광합성이 일어나는 곳이다. 잎은 납작하고 열린 형태를 지니고 뿌리와 꽃이라는 식물의 '양극' 사이에 보통 위치한다. 상대적으로 높은 수준의 조직과 더 복잡한 형태를 꽃에서 볼 수 있는 반면에, 뿌리는 식물 전체를 위한 영양분을 흡수하는 **신진대사**의 구실을 하는 상대적으로 단순한 구조로 되는 경향이 있다.

식물에서 꽃은 동물의 왕국과 연관되고, 뿌리는 광물의 세계에 그와 비슷한 연관성이 있다. 꽃은 일반적으로 동물의 특징을 연상케 하는 훨씬 더 복잡한 형태를 보여준다. 또한 예컨대 벌을 통해 수분을 할 때처럼 식물이 동물 세계와 연관을 맺는 것도 색깔과 향기를 지닌 꽃을 통해서이다. 반면에 뿌리는 땅바닥에서 자라고 흙에서 광물질과 물을 흡수한다. 식물의 중간 또는 잎이 있는 부분이 가장 완벽하게 **식물다운** 부분이고 엄청난 생명력을 보여주지만 꽃보다는 덜 복잡한 형태를 지닌다.

식물 성장의 정점은 씨앗으로, 씨앗은 꽃으로부터 진행되는 과정의 한 단계이다. 씨앗 자체는 보통 단순한 구조로 되어 있지만, 그 안에는 하나의 새로운 식물 전체를 만들어낼 잠재력이 담겨 있다. 씨앗은, 인간의 정신적 핵 또는 씨앗과 비슷하며 개인을 성장시키는 잠재력을 담는 자아(I)와의 유사성을 보여준다. 이러한 매우 간략한 설명에서, 식물은 그 형태를 통해 뿌리, 잎, 꽃, 씨앗이 각각 광물, 식물, 동물, 그리고 인간의 왕국을 보여준다는 것을 알 수 있다.

식물은 자체의 아스트랄체가 없지만, 꽃 속으로 아스트랄의 힘이 약간 관통해 들어가며 이것이 꽃에 상대적으로 복잡한 형태를 부여한다. 꽃에서는 대부분의 식물이 아스트랄 또는 동물의 영역을 섭촉한다. 하지만 어떤 식물에서는 아스트랄의 요소가 더 깊이 침투해서 이것이 맹독을 지닌 까마중에 있는 아트로핀[21]과 같은 식물 속의 독성 물질을 만들어낸다. 신경계 속 아스트랄의 활동이 파괴적 경향을 수반하는 것과 마찬가지로, 식물 속에서 그것에 상당하는 아스트랄의 활동은 동물이나 인간이 섭취했을 때 파괴적 효과를 낳는 물질을 만들어낸다. 독성 식물은 **비정상적** 수준의 아스트랄을 가지고 있는데, 이것은 신경-감각 극의 과도한 활동이 낳는 인간의 질병 상태를 잘 보여준다.

동종요법 원리

이런 방법으로, 식물 속에서 특정 물질을 만들어내는 과정과 사람 속에서 질병을 낳는 과정 사이의 관계를 추적하는 것이 가능하다. 그러면 치료에 이용될 수 있는 물질들을 찾아낼 수 있다. 이런 식으로 작업하는 데 중요한 도움을 주는 한 가지 방법은 어떤 식물을 그것이 속한 과(科) 전체의 맥락 속에서 공부하여 그 과의 특징들을 발견하는 것이다. 이 특징들은 그 과 전체의 모습을 나타내줄 뿐

---

21 [역주] 아트로핀(atropine): 중추신경에 작용하여 처음에는 흥분·동공 확대·환각 따위를 일으키다가, 나중에는 혼수·체온 강하·부정맥·호흡 마비 따위를 일으키는 부교감 신경 차단제. 산동약, 진경제, 지한제 따위로 쓴다.

만 아니라 어느 종이 그 과의 전형적인 것이고 어느 종이 극단에 더 가까운 특징을 보여주는지를 알려준다. 후자는 의학적 가치가 있는 경우가 종종 있다.

이러한 기술은 주류 의학에서 사용하는 방법, 즉 물질 육체의 화학적 성질과 기능에 직접 영향을 미치는 특정 화학물질의 사용을 일반적 목표로 삼는 대증요법과 아주 다르다. 염증을 억제하는 스테로이드나 인슐린이 부족하다고 여겨질 때 인슐린 생산을 자극하는 약을 사용하는 것처럼, 대증요법의 효과는 대개 매우 직접적인 효과이다. 그 기본 원리는 증상에 맞서는 효과를 낳는 약을 사용하는 것으로서, 질병이 지나치게 많은 염증으로 여겨지는 것과 관련되면 그 염증을 줄이는 치료가 이루어지고, 인슐린이 너무 적으면 인슐린을 더 많이 투여하거나 몸이 인슐린을 더 많이 만들어내도록 자극하는 약이 사용된다.

동종요법 의학의 원리는 대증요법과 정반대이다.[22] 이 요법의 구호는 '같은 것이 같은 것을 치료한다'이다. 건강한 사람들에게 약을 주고 시험을 하면서 나타나는 증상을 살펴본다. 환자가 의사에게 일련의 증상들을 말해주면, 건강한 사람에게서 그와 똑같은 증상들을 만들어낼 약이 선택된다. 동종요법 의사들은 그 약이 몸의 자가 치유력을 자극한다고 주장하지만, 동종요법은 그것이 작용하는 정확

---

22 동종요법(homeopathy)과 대증요법(allopathy)이라는 말은 모두 그리스어에서 온 것으로, 접두사 **homeo**는 '같은'을, **allo**는 '같지 않은'을 뜻하고, 접미사 **-pathy**는 '고통'을 뜻한다.

한 방식의 세밀한 상보다는 여러 해 동안의 경험에 기초한다는 사실을 언급해야만 한다.

동종요법에서 약을 준비하는 방법도 주류 의학의 방법과 다르다. 약은 일반적으로 모든 식물과 광물에서 만들어지는데, 효능화[23]라고 알려진 여러 단계의 희석 과정을 거친다. 각 단계마다 다시 희석하기 전에 약을 휘젓고 진동시킨다. 예컨대 6C(600분의 1)로 지정되는 약은 처음 만들어진 팅크를 100분의 1로 희석해서 여섯 번 진동시킨 것이다. 팅크가 희석될수록 더 강력한 약이 된다는 것이 이상하게 보이지만, 동종요법 의사들은 여러 해 동안의 관찰과 치료 경험을 통해 이것이 사실임을 알아냈다.

동종요법 의사는 질병의 증상을 가장 가깝게 닮은 증상의 종합적 상태(symptom picture)를 지닌 약을 환자에게 선택해주는 것을 목표로 삼는다. 이 목적을 위해 의사는 주류 의학 의사들에게는 관심의 대상이 되지 않을 환자의 심적 상태와 전체적 체질의 면에 관심을 둔다. 예컨대 따뜻하거나 추운 것에 의해, 또는 어떤 특정한 행동이나 몸의 기능에 의해 영향을 받는 증상들이 있는지를 아는 것이 유용하다. 동종요법 의사가 환자의 세세한 상태에 충분히 관심을 가지

---

23 [역주] 효능화(potentisation): 동종요법에서 약을 만들 때 약재가 지닌 독소의 부작용은 없애면서 효능은 강화하기 위해 약재가 든 병을 흔들어주거나 약재를 비벼주는 작업을 말한다.
최혜경, 『유럽의 대체의학 정통 동종요법』, 북피아, 2016, 60-63쪽 참조. 이 책에서는 이 말을 '배가시키기'라고 번역한다.

고, 질병을 세포가 낳는 원인으로 환원하지 않는 한, 이 방법은 전체론적(holistic) 접근법이라고, 즉 증상들을 서로 고립된 것으로 보기보다는 하나의 전체로서 환자와 연관 지어 보는 방법이라고 명명할 수 있다. 하지만 동종요법은 질병의 원인, 어떤 치료가 특정 증상의 종합적 상태에 쓰이는 이유, 쓰이는 약들이 실제로 작용하는 방식을 이해하지 못한다. 엄밀히 말해서, 증상의 종합적 상태가 알려져 있는 한, 동종요법 의사는 이용되는 식물이나 광물의 특정한 본성은커녕 치료 효과가 그 식물이나 광물에서 오는 것인지를 알 필요조차 없다.

약초학은 수백 년 동안 약초를 치료용으로 사용한 데서 축적한 지식에 기초하여 약을 처방하는 또 다른 접근법을 제공한다. 일반적으로 특정 화학물질보다는 온전한 식물에서 얻는 효능화되지 않은(unpotentised) 치료제가 사용되는데, 약초학 의사는 이 요법이 치유에 간접적으로 도움이 된다고 믿으면서 발한, 배뇨·배변과 같은 배설 기능을 증진하기 위해 이 요법을 종종 사용한다. 이 약들은 효과적이면서도 주류 의학에서 사용하는 합성약에 비해 순한 대체 약품이어서 약초학 의사들은 대부분의 경우에 이 약들을 사용하는 것을 선호하고, 꼭 써야 할 때를 대비해서 더 강력한 약들은 따로 챙겨놓는다. 그러나 일부 약초학 의사들은 질병에 대해 주류 의학의 대증요법의 관점을 취해왔고 약초 약의 사용을 주류 의학의 치료법 속에 통합하고자 한다.

인지의학은 동종요법과 대증요법의 접근법 모두가 효과가 있음을

받아들이고, 효능화된 동종요법 약과 효능화되지 않은 약초 약을
모두 이용한다. 또한 특정 약의 효과에 대한 동종요법 의사와 약초
학 의사들의 가치 있는 관찰을 인정한다. 하지만 인지의학은 정신과
학을 통해 얻은 이해를 토대로 자연과학을 확장함으로써 질병과 치
유 물질에 대한 이해를 심화하는 데 목표를 둔다.

미나리아재빗과의 예

인지의학과 동종요법과 약초학에서 약을 조제하는 데 사용되는
한 가지 식물인 **아코니툼**[24]은 인지학이 질적인 면에서 식물을 이해
하는 것이 그 식물의 과라는 맥락에서 그 식물을 공부함으로써 어
떻게 가능한지를 보여주는 좋은 예이다.[25] **아코니툼** 또는 투구꽃은
미나리아재빗과의 한 가지 속이다. 이 과는 세 개의 주요 집단, 즉
클레마티스(clematis), 노루삼(actaeas), 꿩의다리(thalictrum)를 포함
하는 **꿩의다리속**(Thalictrinae), 미나리아재비, 복수초, 백두옹을 포

---

24 [역주] 아코니툼(Aconitum napellus): 높이 1~2m 정도로 자라는 숙근초다. 줄
기는 직립한다. 잎은 장상엽(掌狀葉)으로 5~7갈래로 갈라진다. 갈라진 잎은 긴
타원형이며 깊은 결각(缺刻)이 있다. 8~9월에 꽃대 위로 길게 투구 모양으로
연보라색 꽃이 핀다.
25 이 예는 마거릿 칼쿤(Margaret Calquhoun) 박사의 작업(영국 인지학협회의 과
학 그룹이 출간한 『과학 포럼(Science Forum)』 8호, 1989년 봄 참조)과 1989년과
1990년에 열린 두 번의 식물학 워크숍에 대부분 기초한 것이다.

함하는 **복수초속**(Adoninae), 그리고 참제비고깔, 매발톱꽃, 아코니툼을 포함하는 **닭의난초속**(Helleborinae)으로 나눌 수 있다.

꿩의다리속은 일반적으로 목본의 덩굴식물, 또는 줄기들이 갈라지고 작고 흰 꽃이 많이 피는 비교적 큰 식물이다. **닭의난초속**은 강하고 곧은 꽃줄기와 하나 또는 몇 안 되는 큰 유색의 꽃을 가지는 경향이 있다. 땅바닥을 기는 덩이줄기가 있고, 독성이 있는 경우가 종종 있다. **복수초속**은 갈라지는 줄기와 유색의 꽃을 가진 중소형 식물이다. 미나리아재빗과의 모든 식물의 잎의 형성과 발달을 조사하면, 두 가지의 구별되는 유형이 나타난다. 첫째는 특히 클레마티스에서 발견되는 것으로, 줄기 모양 구조에 의해 잎이 작은 잎으로 갈라지지만, 이 작은 줄기와 작은 잎들은 여전히 하나의 잎을 나타낸다. 아코니툼을 대표하는 두 번째 유형에서는, 가장자리에서 깊이 절개되는 부분들이 발달하여 잎들이 분화한다.

식물을 폭넓은 인지학의 관점에서 공부하면, 클레마티스의 잎은 식물의 아랫부분, 즉 뿌리와 줄기의 발달이 우세함을 알게 된다. 아코니툼의 잎은 마치 인간의 손가락을 만들어내는 아스트랄체의 활동과 유사한 것에 의한 것처럼(3장을 보라) 침식당한 모양을 지니고 있다는 점에서 식물의 윗부분을 더 대표한다. 미나리아재빗과의 중간 집단인 복수초속은 클레마티스나 아코니툼의 잎 유형을 모두 가질 수 있어서 두 가지 특징이 결합할 수도 있고 그렇지 않을 수도 있다.

줄기에서 위로 향해 자라나는 꽃은, 조각조각이 이어져 꽃을 받치

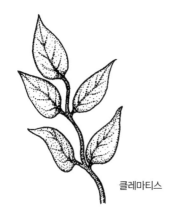
클레마티스

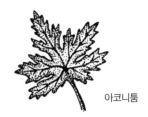
아코니툼

꿩의다리속	복수초속	닭의난초속
클레마티스	미나리아재비	아코니툼
노루삼	복수초	참제비고깔
꿩의다리	백두옹	매발톱꽃

도표 7. 클레마티스는 줄기에서 분리되는 서너 개의 작은 잎이 있다. 아코니툼의 잎은 깊이 절개되어 있다.

기 때문에 꽃받침(Calyx-Sepals)이라 불리는 것들로 된 고리 모양 하나, 그리고 그 위의 꽃부리(Corolla)라 불리는 꽃잎(Petals)들로 된 고리 모양 하나로 대개 이루어져 있다. 꽃받침 안에는 꿀을 만들어내는 꿀샘들로 된 고리 모양이 있을 수 있는데, 이 안에는 꽃의 남성 부분인 수술(Stamen)들이 있다. 수술의 안에는 꽃의 여성 부분인 암술(Pistil)이 있다.

꿩의다리속, 그리고 특히 클레마티스에는, 일반적으로 꽃잎은 없고 꽃받침만 있으며, 꽃부리를 과시하는 기능을 맡는 수술들의 고리 모양이 하나 있다. 이 경우에 수술들은 꽃 구조보다 아래쪽에서

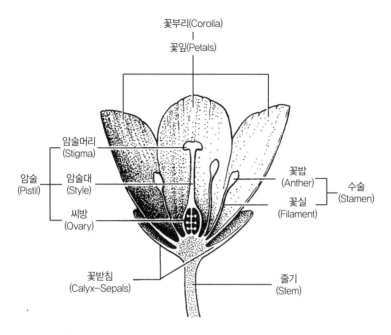

꽃부리(Corolla)
꽃잎(Petals)

암술머리
(Stigma)

암술   암술대
(Pistil)   (Style)

씨방
(Ovary)

꽃밥
(Anther)

꽃실   수술
(Filament)   (Stamen)

꽃받침
(Calyx−Sepals)

줄기
(Stem)

도표 8. 꽃의 부분들

(줄기에 더 가까이) 찾아볼 수 있는 기관이 보통 수행하는 역할을 맡는다. 아코니툼 같은 닭의난초속에는 꽃잎이 없지만, 이번에는 꽃받침이 과시 기능을 맡는다. 다시 한번 우리는, 말하자면 아랫부분의 구조로부터 윗부분의 기능으로 상승된 기관을 지닌 꿩의다리속에서 나타나는 경향과 반대되는 경향을 닭의난초속에서 볼 수 있다. 예상할 수 있는 바와 같이, 복수초속에서는 이 두 가지 형태 사이의 몇 가지 변형을 찾아볼 수 있다. 복수초 자체는 실제 꽃잎과 꽃받침이 있다.

꿩의다리속 식물들의 윗부분은 아랫부분과 연관된 기능에 지배되는 반면에 닭의난초속 식물들은 그 반대이다. 질적으로 말하자면, 이것은 닭의난초속이 통상의 영역을 넘어서는 아스트랄의 요소를 가지고 더 강한 꽃의 발달을 하는 경향이 있고, 꿩의다리속은 더 강한 줄기의 발달을 하는 경향이 있다는 것을 뜻한다. 이러한 모습은, 닭의난초속이 꽃 또는 성적 번식(상위이자 동물과 더 닮은 작용)으로 이어지는 성장이 우세한 반면에, 꿩의다리속은 식물 성장이 우세하다는 관찰로 뒷받침된다. 중간 집단(복수초속) 안에서는, 미나리아재비가 닭의난초속에 가장 가깝고 백두옹이 꿩의다리속에 가장 가깝다. 꿩의다리속의 가장 극단에 있는 것이 클레마티스이고, 닭의난초속의 가장 극단에 있는 것이 아코니툼이다.

이러한 설명을 통해 보자면, 아코니툼에서 파괴적 자질이 발견되리라고 예상할 수 있는데, 실제로 아코니툼은 가장 독성이 강한 식물 중 하나이다. 이 독은 식물 전체로 분배되지만 두꺼운 땅속 덩이줄기에 모여서 저장된다. 아코니툼이 신경-감각 체계와 특별한 관계가 있을 거라고 예상할 수도 있다. 동종요법과 약초학에서 모두 경험적 발견들은, 아코니툼이 얼굴 신경의 매우 고통스러운 염증인 삼차신경통에 특히 필요하다는 것을 보여주었다. 동종요법에서는 아코니툼이 열 감기에, 특히 찬바람에 맞아 한기를 쐬어 걸린 감기에 필요하다. 이와 대조적으로, 꿩의다리속의 몇몇 식물은 생식 계통의 상태를 좋게 하는 데 필요한데, 그 극단에 있는 클레마티스는 남성 생식기 문제에 쓴다. 이 식물 과의 중앙에 위치하는 복수초속 또한 몸의 가운데 부분과 관계가 있어서 복수초의 주된 용도는 심장 치료이다.

아코니툼의 모습은, 꽃받침 속으로 내려가서 꽃받침이 더 높은 기능을 갖게 성장시키면서, 더 깊이 절개된 잎들을 형성하고 이 식물 전체에 강력한 독을 만들어주는 아주 강력한 아스트랄의 영향을 보여준다. 꽃의 모양과 (꽃가루를 생산하는) 수술의 자리 잡기가 특수하게 발달해서 호박벌만이 그것에 수분할 수 있는데, 이것은 그 꽃에서의 아스트랄의 활동을 통해 높은 수준의 분화가 이루어짐을 보여준다.

위에 제시한 식물 형태의 질적 비교 연구는 실제 사용에서 요구되는 훨씬 더 상세한 조사 연구의 아주 단순화된 설명이지만, 인간 안에서 형성의 힘을 지닌 정신 작용과의 가능한 관계들이 발견될 수 있는 방식에 관한 발상을 제공한다.[26] 그 연구는 어떤 결론이든 임상 실무에서 시험하기 전까지는 가능한 최대한으로 이루어지고, 여기서 확인될 때만 그 연관성이 나타난 것으로 본다.

예컨대 아코니툼에서 독성 화학물질을 만들어내는 과정과 같은 과정들의 연구에 대한 이러한 강조는, 그 화학물질 자체에만 집중하는 주류 의학과 날카롭게 대조된다. 인지의학에서는 이 과정들의

---

26 신빙성을 의심받아온 것이 온당한 일종의 약징주의(藥徵主義)를 여기서 권하는 것은 아니다. 이 주의는 한때 더 심오한 의료 기술이었을 수도 있는 것이 잔존한 것이지만, 특정한 인간의 기관과 닮은 식물이 그 기관을 치료하는 데 좋다는 생각으로 퇴보해버렸다. 인지학에서 식물을 치료제로 연구할 때는 인간 안에서 작용하는 관련 과정과의 연관성을 알아내기 위해 특정한 물리적 특징보다는 그 근본의 형성 작용을 살펴본다.

특정한 자질을 보는데, 그렇게 하면서, 만들어지는 물질 뒤의 정신 활동을 간접적으로 관찰하기 때문이다. 그 물질 자체는 그 과정들의 최종 결과일 뿐이고, 정지되었을 때 또는 역동적 활동이 정적으로 되었을 때 볼 수 있다. 식물의 당분(물리적 실체)은 이산화탄소와 물을 가지고 그것을 식물 생명의 특징인 물질로 만드는 광합성(생명의 작용)의 최종 결과이다.

광물질

이와 마찬가지로, 나무껍질과 목재는 죽은 물질이지만, 그 근원은 그것들이 한때 살아 있는 요소였던 식물의 생명 작용이다. 석탄, 즉 광물의 근원이 식물의 생명이라는 것은 아주 잘 알려졌지만, 수많은 산을 이루는 두꺼운 석회석 층들이 고대의 아주 작은 동물에 함유된 칼슘으로 형성되었다는 사실은 아주 폭넓게 인식되지 못한다. 그 동물들이 죽을 때 그것들의 아주 작은 석회질 껍질이 해저에 침전되었다가 시간이 지나 딱딱해져서 바위가 되었다. 무기물 영역의 일부로 온당히 간주되는 여러 광물이 생물에 그 기원이 있다. 탄소가 여러 가지 형태로 변형되는 것은, 수액이라는 액체의 유기적 활동에서 (죽었지만 여전히 유기체의 일부일 때의) 딱딱한 나무까지, 그리고 (완전히 광물이 되었을 때의) 화석으로 고정된 형태의 석탄까지 그 흐름을 추적할 수 있다. (자연과학에서와 같은) 고정된 형태의 물질에 관한 연구는 창조 작용의 최종 결과물에 관한 연구이다. 생명과 영혼 요소가 모두 이해되어야 한다면, 살아 있는 것들에 관한 연구는 그 과정 자체에 관한 연구가 되어야 한다.

광물질을 갈아서 용해하는 것은 광물질로 약을 만드는 통상의 준비 조치인데, 그것을 만드는 과정의 일종의 역의 과정이다. 모든 물질은 흡수되기 전에 분해 작용 속에서 용해되어야 하기 때문에, 용해되면 이 물질은 그 애초의 상태와 더 비슷해져서 약으로서 몸속에 더 쉽게 들어갈 수 있다. 효능화 또한 이루어지면 그 물질의 화학적 힘은 줄어들지만, 그것의 원천과 관계된 정신 작용은 높아진다. 효능화된 약이 환자에게 주어지면, 정신 작용의 치유 효과가 에테르체와 생명 작용의 조직화를 통해 이루어진다(반면에 예술 치유의 치료 효과는 영혼을 통해 이루어지고, 상담을 통해서는 자아가 직접 다루어진다). 약과 관계된 정신 작용은 이때 조화를 가져오는 효과를 낼 수 있어서 물질 육체, 에테르체, 아스트랄체, 그리고 자아의 상호 연관된 활동에 균형을 회복해준다.

인체에는 뼈처럼 단단한 것이 건강의 지표인 부분, 그리고 혈관벽처럼 단단한 것이 질병이나 쇠약의 증상인 부분이 있다. 노년에는 동맥벽의 석회화(동맥경화증)와 동시에, 뼈에 있어야 할 칼슘의 손실(골다공증)이 일어난다. 부드러운 액체 요소와 딱딱한 목질 요소를 뚜렷이 분리해내는 형성 작용을 하는 식물이 자작나무이다. 자작나무의 봄 잎은 섬세한 부드러움을 보여주는 반면에, 나무껍질은 강하게 광물화되어 자작나무가 은빛을 띠게 한다. 자작나무는 가느다랄

때조차도 그 껍질의 방수 속성 덕분에 카누를 만드는 매우 좋은 재료가 된다.

자작나무의 부드러운 어린잎은 주입제로 만들면 동맥경화 치료에 효과적으로 쓰일 수 있다. 따라서 경화, 광물화 작용을 막는 데 쓰기 위해 자작나무 잎을 약으로 만들기 위해서는, 자작나무 잎을 경화와 광물화에 반대되는 것으로 만드는 작업, 즉 따뜻하게 만들어 용해하여 주입제로 만드는 작업을 한다. 이와는 대조적으로, 광물화된 껍질과 목질은 염증 상태, 그리고 설사를 할 때처럼 장의 움직임이 지나치게 유동성이 강할 때의 장 문제를 치료하는 데 쓰일 수 있다. 목질이 지닌 경화와 형성의 자질은, 목질을 약으로 조제하기 전에 숯으로 만들어(즉, 더 강하게 광물화하여) 강화할 수 있다.

자작나무 잎과 마찬가지로, 월경 주기를 조절하는 데 도움을 주기 위해 쓰이는 메노도론(Menodoron)이라 불리는 약초 혼합물은 요리의 가열 과정으로 조제된다. 이런 방법으로 조제한 약을 탕약이라 부르는데, 가열은 신진대사 극에 작용하는 약을 조제하는 데 도움을 준다. 이와는 반대로, 신경-감각 체계의 상태를 치료하기 위해 진통제인 아코닛(aconite)을 조제할 때에는 냉각 과정이 이용되는데, 이것은 머리 극에 작용하는 약을 조제하는 데 도움을 준다.

가열의 중요성은 바르는 약으로 만들기 위해 식물에서 에테르 오일 또는 정유(精油)를 추출할 때도 볼 수 있다. 라벤더, 로즈메리, 백리향, 세이지, 마조람, 페퍼민트, 레몬밤은 모두 향기가 있고 따뜻하게 하는 특성이 있다. 이것들은 따뜻하게 하는 효과를 통해 경화(딱딱하게 만드는) 질병을 앓는 사람들에게 종종 도움이 된다. 인지의학에서는 효능화된 형태로 먹게 하거나 주사하지만, 가장 널리 사용되는 방법은 마사지 오일로 피부에 바르거나 오일 욕조의 물속에 잘 퍼트려서 쓰는 것이다.

물질을 질병의 작용과 연관 짓는 인지학의 방법과 관련된 사고방식은 현대의 화학과 물리학의 사고방식과 뚜렷이 달라서 이해하기가 힘들 수 있다. 그 연관성은 정신적 지각이 있어야 직접적으로 볼 수 있다는 사실을 기억해야 하는데, 이 정신적 지각 능력이 없다면 앞에서 설명한바 자연과학의 한계들을 넘어설 수 있는 사고의 훈련을 해야 한다. 이것이 화학과 물리학의 상당한 성취를 과소평가하는 것은 아니지만, 이 성취가 물질의 속성은 다른 어떤 방식으로 접근할 수 없는 것이라는 인상을 주게 되어서는 안 된다.

연금술

현대 과학자들이 중세시대 연금술의 부정확성을 비판하는 것은 징당화되지만, 연금술사들은 분석화학의 초기적 시도를 했다기보다는 화학의 요소와 인간의 영혼과 정신 사이의 질적 관계를 발견하는 일에 몰두했다고 말하는 것이 타당하다.[27] 현대 화학에서는 물질

---

27 예컨대 C.G. 융의 『연금술 연구(Alchemical Studies)』(『전집』 13권)를 보라.

을 단지 물질세계를 이루는 물체로 본다. 연금술사들이 아주 다른 태도를 가졌다는 점은 그들이 연구한 물질들에 대한 그들의 종교적 외경에 분명히 나타난다. 연금술사들의 방법으로 되돌아가는 것은 부적절하겠지만, 그들 이후의 연구에서 그들의 작업의 일부가 틀렸음을 입증했다고 해서 그들이 완전히 그릇된 길을 갔다고 생각하는 것은 아주 잘못된 일이 될 것이다. 그들의 방법은 물질 연구에 대한 질적 접근법이었고, 자연과학의 양적 접근법의 일면성에 균형을 맞추기 위한 현대의 질적 접근법이 필요하다.

실험실에서 얻는 증거에 지나치게 무게를 두는 경향이 있는 주류 의학의 기술에 반대하는 것으로서, 효능화된 약의 처방에서 기능하는 것이 바로 이 질적인 면이다. 예컨대 주류 의학에서는 소화불량에 제산제를 처방한다. 이것은 위산을 중화하기 위해 단지 알칼리를 사용하는 것인데, 실험실의 시험관에서는 할 수 있는 일이지만 소화불량 증상 뒤에서 벌어질 수도 있는 것은 고려하지 않는 것이다.

연금술사들에게는 황과 수은과 소금으로 대표되는 세 가지의 주요한 화학 원리가 있었다. 황은 가연성의, 잠재적으로는 휘발성의 상태와, 수은은 액체의 매개하는 상태와, 소금은 결정체의 고정된 상태와 연관된다. 황의 가연성 경향은 신진대사-사지 체계의 따뜻하게 만드는 활동과 연관되고, 수은의 매개 경향은 리듬 체계의 조화시키는 활동과 연관되며, 소금과 연관된 결정화하는 경향은 신경-감각 체계의 딱딱하게 만드는 경화 작용과 관계가 있다.

소금 원리를 특히 대표하는 결정체 물질은 지각의 약 95퍼센트를 이루는 이산화규소이다. 유리의 주성분인 이산화규소는 눈의 수정체처럼 투명한 특성을 보여준다. 이것은 실리콘칩과 광섬유의 형태로 된 현대 정보통신 기술에서 핵심 역할을 하기도 한다. 이러한 관계들을 계속해서 추적할 수 있지만, 몸속에서나 외부 세계에서나 모두 이산화규소가 신경-감각 체계와 연관된다는 사실은 이미 알려져 있다. 따라서 고전적 동종요법에서, 몸이 약해져 생기는 신경쇠약 상태, 추위에 대한 민감성, 그리고 신경계가 자극에 지나치게 민감한 상태를 다루는 데 이산화규소를 주된 치료제로 보는 것을 알게 되는 일은 놀랍지 않다. 인지의학에서는 이산화규소가 재발하는 감기와 축농증의 경향을 치료하는 데 쓰이기도 한다. 이러한 상태들은 모두 신경-감각 체계의 과도한 활동을 보여준다.

황은 그 자체로 황 원리의 주된 예이다. 단백질에 없어서는 안 될 성분이자, 인간과 동물 몸의 주된 구성 요소이며, 신진대사 체계의 주된 과제인 몸 안의 축적 작업에 필수다. 생명이 끝나고 유기물질의 분해가 뒤따르면, 황이 첫 번째로 분리되는 요소 가운데 하나이며, 분해될 때 나는 특징적인 냄새를 풍긴다. 의료용으로 바르는 데 쓰면 황은 신진대사 작용을 자극한다. 예컨대 감염으로 염증이 만성이 될 조짐이 보이면, 황은 염증을 재발하게 하여 감염된 것이 삭아 없어지게 한다. 주류 의학에서 황은 여드름과 같은 상태를 치료할 때 피부를 부드럽게 하는 연고로 사용된다.

칼슘과 마그네슘

주류 의학의 화학적 관점과 아주 밀접히 관계되어 있는바 광물의 왕국에서 얻는 두 가지 치료제가 칼슘과 마그네슘이다. 동물의 세계와 광물의 세계를 이어주는 칼슘은 동물의 딱딱한 외피와 인간과 동물의 뼈의 주요 성분이다. 반면에 마그네슘은 식물의 생명에서 더 큰 역할을 한다. 마그네슘은 광합성을 하여 무기물을 살아 있는 조직으로 변형하는 식물 능력의 핵심에 있는 엽록소 분자의 중심 요소이다. 식물과의 이러한 강한 연관성, 그리고 유기물을 만들어내는 식물의 능력은, 마그네슘이 인간에게서 일어나는 에테르체의 축적 작용과 관계가 있음을 보여준다. 마그네슘은 가라앉은 활력과 정서적 우울 두 가지를 모두 치료하는 데 쓰일 수 있다.

칼슘은 뼈의 성분이기도 하고 근육 수축에 관여하기 때문에 동물과 인간의 운동력에서 중심 역할을 한다. 칼슘과 아스트랄체의 더욱 밀접한 관계는, 환자의 몸에서 과도하게 작용하는 아스트랄체에 대응하는 칼슘의 능력에서도 나타난다. 인지의학에서는 칼슘이 과도한 염증 또는 알레르기 반응, 그리고 목과 목구멍 림프 조직의 과도한 발달에 수반되어 만성 편도선염에 걸리기 쉽게 만들 수 있는, 아이들의 과잉 성장과 같은 과민성 액체의 경향을 치료하는 데에도 쓰인다.

인지의학 치료에서는 의사가 질병의 과정을 견제하는 방법(대증요법 원리) 또는 질병의 경향에 맞추는 특성을 갖는 방법(동종요법 원리)

을 사용할 수 있다. 즉, 서로 다르고 보완하는 방법으로 그 질병에 작용하는 물질의 조합을 처방할 수 있다. 예컨대 편두통은 뇌의 혈관들이 처음에는 경련 때문에 좁아지다가 확장되면서 주변 조직으로 액체가 스며들어서 생기는 것으로 생각된다. 이러한 질병을 질적으로 이해하게 되면, 이 문제는 뇌(신경-감각 체계)에서의 (신진대사 체계와 관련된) 피의 작용과 연관된다는 사실을 주목할 수 있다. 처음에 일어나는 증상은 (신경-감각 체계의 특징인) 수축과 조임인데, 혈관(신진대사 체계)의 과도한 확장이 뒤따른다.

많은 경우에 정신적 긴장이 있었던 시기 뒤에 발병이 되는데, 이 사실은, 병의 원인은 신경-감각 체계에 있지만 그 최종 결과는 신경-감각 체계의 중심인 머리에서의 지배적 신진대사 작용이라는 개념을 뒷받침한다. 이러한 상은 신진대사 영역에서의 병적 의식으로 볼 수 있는 욕지기 증상을 추가할 때 더 복잡해질 수 있다. 건강한 상태에서는 위의 작용들이 매우 무의식적이어서 무언가 잘못되기 전에는 그 작용을 의식하지 못한다. 욕지기 치유의 목표는 머리에서의 과도한 신진대사 활동과 위에서의 과도한 신경-감각 활동을 줄이는 것이다. 이를 위해 인지의학에서 비도르(Bidor)라 불리는 약이 쓰인다. 이 약에는 신경-감각 체계를 조율하는 이산화규소, 그리고 신진대사 기능과 호흡 기능의 균형을 맞추어 머리로 흘러 들어가는 과도한 신진대사 작용을 완화하는 황과 철의 화합물이 들어 있다.

인지의학에서 쓰는 약

모든 인지의학 의사들은 주류 의학의 훈련을 먼저 받기 때문에, 적절하다고 판단할 때는 주류 의학에서 쓰는 약을 처방할 수도 있다. 이 약들 중 많은 것이 매우 강력해서 비상시에 쓰면 매우 가치 있을 수 있고, 심지어 생명을 구할 수도 있다. 하지만 그 약들이 지닌 마찬가지의 강력하고도 해를 입히는 부작용들 또한 공공 의사(public doctors)와 주류 의학 의사들 모두에게 점점 더 인정받고 있다. 예컨대 스테로이드제는 골다공증(뼈의 약화)과 부신의 문제를 일으킨다고 알려져 있고, 비스테로이드성 항류머니즘제의 일부는 위의 과민증과 출혈을 잘 일으킨다. 이보다 덜 폭넓게 인정되는 것이, 생애에서 훨씬 훗날이 되어서야 나타날 수 있는 더 감지하기 힘들고 장기적인 효과이다. 주류 의학의 많은 약들은 특정 질병의 증상들을 억제한다. 예컨대 골관절염을 치료하는 데 쓰이는 진통제와 소염제는 일시적으로 고통을 완화하고 부기를 줄이지만, 이 질병의 장기적 결과에 긍정적 효과는 없으면서 그 진행을 악화시킬 수 있다는 사실이 분명해진다.

항생제는 아주 심한 감염증일 때 생명을 구할 수 있지만, 대부분 주치의는 적은 시간이 주어진다면 스스로 사라질 무수히 많은 가벼운 감염증을 다루기 위해 항생제를 사용한다. 항생제 치료법이 항생제에 내성을 갖는 변종 세균을 발달시키는 결과를 낳는다는 사실은 주류 의학에서 인정하지만, 항생제의 무분별한 사용이 감염증과 싸우는 몸 자체의 능력을 감소시킨다는 사실은 무시되어왔다. 대부분 감염증의 주된 원인은 세균이나 바이러스의 단순한 존재라기보다 그 감염증에 걸리기 쉬운 환자 자신의 상태이다. 항생제의 사용이, 공격하는 세균을 죽여서 감염 기간을 줄일 수는 있지만, 감염되기 쉬운 환자 자신의 상태에는 아무런 영향을 미칠 수 없다. 인지의학에서는 그러한 환자의 상태를 치료하기 위해 외부의 요소들을 죽여 없애기보다는 환자 몸 자체의 치유 반응을 자극하고 개선하는 폭넓은 약을 제공한다. 따라서 항생제 사용은 더 심각한 감염증을 치료하기 위해 꼭 써야 할 때를 대비하여 보류할 수 있다.

인지의학 의사들은, 주류 의학의 약품이 어떤 상황에서든 사용되어서는 안 된다고 주장하는 것도 분명히 아니고, 그것을 사용하는 것이 적절하다고 느낄 때는 그것을 처방하지만, 그 효과의 일면성과 그 사용이 낳을지도 모르는 문제를 안다. 인지의학의 약을 사용하여 주류 의학의 약의 필요를 미리 없앨 수 있는 경우가 자주 있는데, 때로는 현저한 정도로 그러하다. 예컨대 영국에서 국민건강보험으로 운영되며 인지의학을 지향하는 한 일반 의원에서는, 주류 의학에서 처방되는 약의 양이 일반적인 주치의가 비슷한 규모의 치료에서 사용하는 것의 25퍼센트로 줄었다. 어떤 국민건강보험 병원에서 볼 수 있는 보통의 대표적인 환자들을 치료하면서도, 그리고 이병원의 인지의학 지향성 때문에 그 보통의 환자들 중에 아주 일부만이 이 치료를 특수하게 선택했음에도 이러한 결과가 성취되었다.

분명히 인지의학의 원리들은 오늘날의 일반적 의료 내에서조차 맡을 만한 주요한 역할이 있다.[28]

---

28 6장 전체의 이해를 위한 참고 문헌: 랄프 트웬티맨, 『치유의 과학과 예술(The Science and Art of Healing)』(Florisbooks, UK, 1992). 역사와 신화를 배경으로 한, 치유의 과학과 예술에 관한 동종요법과 인지학의 통찰.

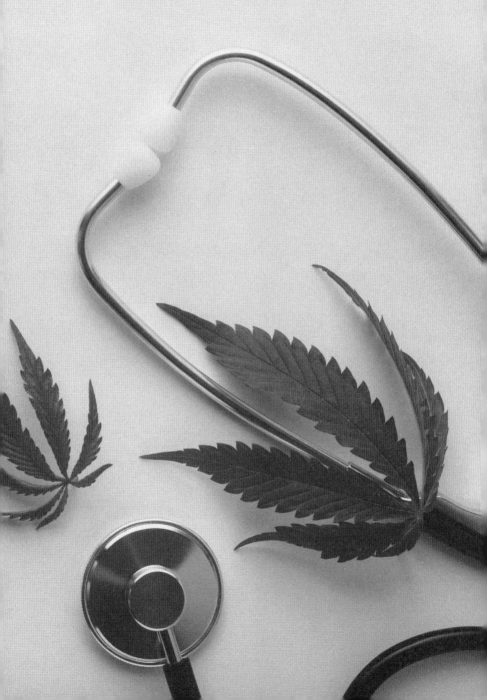

Healing for Body, Soul and Spirit

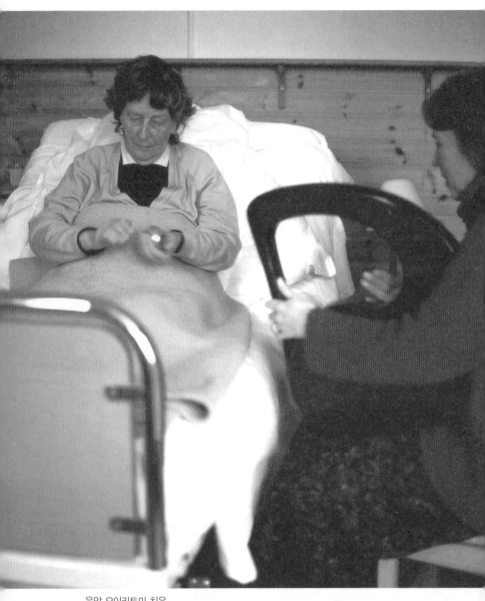

음악 오이리트미 치유

7

예술 치유법

현대 사회에서는 예술이 사치품으로, 과학은 특히 기술에 응용되기 때문에 더 가치가 높은 것으로 보통 간주된다. 과거 사회에서는, 예컨대 중세시대에는 종교와 예술은 분리되지 않았고 사람의 삶에서 훨씬 더 큰 역할을 했다. 그림 그리기, 음악, 조각, 건축은 신성한 활동으로 여겨졌다. 물질세계의 재료는 사람들이 보기에 특별한 가치를 갖는 방식을 통해 예술적 창조로 변형되었다. 이런 의미에서 역사의 다양한 문화적 시기를 통한 예술의 발달은 인간의 변화하는 의식의 반영으로 볼 수 있다.

각각의 다른 시대는, 그리스 건축과 조각의 조화로운 비율, 초기 기독교 시대 이차원의 그림, 렘브란트가 그린 얼굴에 담긴 최초의 생생한 인물 표정, 고전주의 음악의 형식 구조와 낭만주의 시대 음악의 자기표현 같은 특징적 표현 형태를 낳았다. 예술 활동은 개인과 사회 전체 모두의 더 높은 의식의 발달에서 중요한 역할을 하기도 한다.

인간을 이루는 네 가지 요소가 예술 활동과 어떻게 연관되는지를 알면, 환자가 지닌 그 네 가지 면에 특정 방식으로 영향을 미치는 활동을 개발할 수 있다. 그러한 활동에서 강조되어야 할 것은 결과로서 얻는 예술적 창조이기보다는 그것이 환자에게 주는 효과이고, 이것이 예술 치유와 그 밖의 예술 활동의 차이점이다. 특정한 예술 활동이 각각의 인간 요소와 관계 맺는 방식은 음악, 그림 그리기, 조각, 소조의 경우를 통해 아주 쉽게 이해할 수 있다. 음악을 사랑하는 사람들은, 예컨대 교향악에서 무언가 더 높거나 정신적인 본질이 표현된다는 느낌을 가졌을 것이다. 또한 음악이 느낌에 끼치는 강력한 효과는 모든 사람이 안다. 그 효과는 깊은 슬픔이나 기쁨의 기분을 불러일으키며, 열정에서 수심까지 걸친다. 이것이 바로 음악을 통해 정신의 법칙들이 영혼의 영역에서 표현되는, 즉 인간의 정체성인 자아가 느낌과 정서가 놓이는 자리인 아스트랄체의 영역에서 표현되는 증거이다.

그림은 에테르의 영역에서 표현되는 아스트랄체의 법칙이 나타나는 것이다. 음악과 마찬가지로 색채는, 예컨대 노을의 아름다움과 꽃의 풍경을 통해 강력한 느낌을 불러일으킬 수 있다. 음악이 시간을 통해, 그리고 조각은 삼차원 공간을 통해 표현되는 반면에, 그림은 평면을 통해 표현된다. 평평한 면은 생명 요소, 그리고 에테르의 영역과 연관된다. 식물 세계의 주요 기관인 잎은 대개 이차원이고, 미시적 수준에서 생명 과정을 위한 주된 기관은 이차원의 세포막이다. 그림에서는 아스트랄 영역의 특징인 색채가 에테르 영역의 매개인 이차원 평면 위에서 액체를 통해 표현된다.

조각에서 형태의 원리는 음악이나 색채가 우리의 정서에 끼치는 극적 효과를 내지는 않는데, 이것은 아스트랄체가 그와 똑같은 방식으로 관계되지는 않음을 암시한다. 조각가는 물질 재료를 자신이 원하는 삼차원 형태로 만드는데, 이것은 에테르체가 물질 재료를 끊임없이 축적하여 인간의 형태를 만드는 것과 아주 흡사하다. 조각과 소조에서는 에테르체의 법칙이 물질 영역에서 표현된다.

오이리트미라 불리는 움직임의 예술은 물질 영역에서 에테르체 움직임의 형태를 표현하기 위해 슈타이너가 고안한 것이다. 움직임이 환자 내면의 본성 속으로 돌려보내지도록 고안되면, 오이리트미 또한 치유에 응용될 수 있다. 에테르의 움직임은, 처음에는 단순한

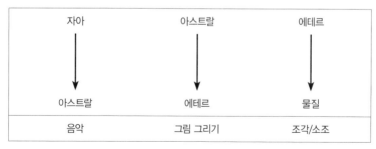

도표 9.

세포 덩어리들이었던 것에서 인간의 육체를 만들어내기 위해 배아의 조직과 액체가 늘어났다 접었다 하는 방식을 통해 물리적으로 볼 수 있다. 에테르체는 자기 본래의 움직임뿐만 아니라 자아와 아스트랄체의 표현을 위한 매개이기도 하기 때문에, 오이리트미의 형태와 동작은 음악과, 그리고 말소리가 후두, 혀, 이, 입술에 의해 형성되는 방식과 연관되어 있기도 하다. 이런 방식으로 오이리트미의 움직임은 물질 육체라는 매개를 통한 그 인간 전체의 표현이 될 수 있다.

치유법

인지의학에서는 자아, 아스트랄체, 에테르체, 물질 육체의 상호관계를 통해 환자의 질병을 이해하고자 한다. 그 치유의 목표는 이 요소 중 하나 또는 그 이상의 활동에 영향을 미쳐 건강한 균형 상태를 회복하는 것이다. 앞에서 설명했듯이, 서로 다른 예술은 둘 또는 그 이상의 요소들의 상호작용을 통해 발생한다. 관련된 요소들 속으로 작업의 효과를 되돌려 보내는 예술 활동을 개발하여 치유의 결과를 얻을 수 있다. 예술 치유의 가치는 특수한 경우에 나타나기도 하고 일반적으로 나타나기도 한다. 예술 치유는 특수한 신체 작용을 도울 수 있지만, 이에 더해, 이 치유에 도입되는 새로운 경험을 통해 일반적으로 자신감을 강화할 수 있는데, 이것은 육체적 장애뿐만 아니라 정신의학적 질환을 치료하는 데에도 도움이 될 수 있다. 또한 치료를 받는 동안 나타나는 예술적 문제를 극복하는 과정을 통해 환자의 생활과 건강의 근본 문제를 극복하는 데 도움이 되는 지표와 자극을 얻을 수 있다.

예술 형태와 그 치유 방법을 모두 훈련받은 치료사는 인지의학 의사와 밀접히 공조하여 치료한다. 치료는 보통 일대일로 하지만 필요하면 모둠으로 이루어질 수도 있다. 처음에 하는 활동은 치료사에게 환자가 지닌 특정한 일면직 경향의 특싱을 보어준다. 의사가 설명하는 그 환자의 의학적 상과 함께, 이 특성은 치료사가 환자에게 특정하게 필요한 것을 충족해주기 위해 일련의 예술 활동을 창안하는 데 도움을 준다.

조각 또는 소조

조각 또는 소조 치유는 에테르체의 작용이 물질 육체 속으로 들어가는 것과 특별히 관계되고, 질병이 형성의 문제로 표현될 때 강력히 권고된다. 예컨대 궤양성대장염에서는 장의 형성 활동이 약화된다. 정신의학적 질환에서는, 형태를 부여하는 작용의 약화가 사고를 적절히 조직하지 못하는 것으로, 또는 에테르체가 특정 기관들과 정상적으로 연결되지 못하면 환각을 통해 나타날 수 있다(12장을 보라). 예술 치료사는 질병에 대한 의학적 이해와 환자의 예술 작품에서 표현되는 것 두 가지 모두의 안내를 받으면서, 환자의 질환에 대응하는 일련의 활동을 창안해서 환자의 체질에 필요한 변화를 만들어낸다. 예술 치유에 대한 다른 접근법에서는 환자의 창작을 통한 카타르시스, 자기표현, 심리분석의 해석에 큰 강조점을 둔다. 인지의학의 예술 치유에서는, 환자의 체질 전체에 미치는 치유 효과를 자극하고 촉진하는 것을 강조한다.

신경-감각 활동 우세 진단을 받은 한 환자는 매우 지적으로 고안된 여러 개의 작은 정육면체와 종유석 모양을 만드는 소조 작업의 치유로 시작했다. 그다음에는 크고 평평한 찰흙으로 물결 형태를 만들어보는 활동이 주어졌는데, 이것은 물의 요소와의 친근감은 더 많이 자극하고 마음속의 지적인 기분은 더 적게 자극하는 것이었다. 급성 조현병에서 막 회복하기 시작한 또 다른 환자는 여전히 매우 불안해하면서 주의력을 집중하는 데 어려움이 있었다. 그에게는 손으로 구체 하나를 빚어서 큰 정육면체와 같은 기하학적 모양을 만들어보라고 했다. 이러한 치료법이 지닌 형성의 면이 그의 집중력을 도왔고 진정 효과를 주었다. 이러한 활동은 특정한 처방이 아니라 치료사가 환자들에게 개인 치료 과정의 일부로 줄 수 있는 과제의 예로 생각되어야 한다. 이 과정은 문제 되는 질병뿐만 아니라 이 과정이 환자의 특정 체질에 영향을 미치는 방식, 그리고 그것이 예술적으로 표현되는 방식과도 관계된다.

그림 그리기

그림 그리기 치유에서는 빛과 색채라는 특질이 물이라는 매개를 통해 표현된다. 공기가 빛의 매개체이기 때문에, 우리는 수채화 그리기를 통해 공기와 물이라는 자연의 요소들이 어떻게 하나로 합쳐지는지를 볼 수 있다. 공기와 물은 각각 아스트랄체, 에테르체와 관계되고, 이 둘 사이의 상호작용이 인간을 이루는 네 가지의 모든 요소 사이의 조화로운 기능에서 중심이 된다. 물질 육체에서는 공기의 요소와 물의 요소의 만남이, 들이마신 공기가 피와 상호작용을 하는 곳인 폐에서 가장 분명히 보인다. 공기에서 들어온 산소는 핏속으로 분해되는 반면에, 이산화탄소는 피에서 배출되어 내뱉어진다. 이러한 작용은 느낌과 특별한 관계가 있는 리듬 체계 속에서 일어난다.

그림 그리기 치유는 광범위한 육체적·심리적 질환을 치료하는 데 쓰일 수 있는데, 호흡 문제와 같은 리듬 체계의 질환에 특히 권고된다. 예컨대 천식에서는 호흡의 리듬이 손상되는데, 부기와 액체의 과도한 축적을 일으키는 염증 작용으로 기도의 일부가 막히기 때문이다. 공기의 요소와 물의 요소 사이의 균형이 깨지는 경우에 예술 치료사는 에테르체의 (물의) 활동의 우세에 균형을 잡아줄 방법을 찾고자 한다. 그림 그리기 치유는 경화성 질병인 골관절염과 동맥경화증(동맥이 딱딱해지는 것)처럼 과도한 건조증과 경화증을 특징으로 하는 상태를 치료하는 데에도 쓰일 수 있다. 정신과 치료에서 그림 그리기는 강박증 문제와 우울증 같은 질환을 치료하는 데 쓰일 수 있다(12장을 보라).

실제로 그림 그리기 치유는 아주 다양한 치료 가능성을 제공한다. 색채 자체가 빨간색과 오렌지색과 노란색의 온기, 활기, 팽창, 또는 파란색과 푸른색의 시원함, 수동성, 수축이라는 본래의 특질과 같은 치유 효과를 지닌다. 무의식적으로 우리는 끊임없이 색채의 영향을 받고, 치료사는 치료 과정에서 이 효과들을 가지고 작업하고자 한다. 빛과 어둠 또는 형태와 환상이라는 양극성 또한 좋은 효과를 내는 데 이용될 수 있다. 그림 그리기 기술은 더욱 다양한 치유 기회를 제공하는데, 예컨대 젖은 종이에 그림을 그리는 것은 자발성을 자극할 수 있고, 마른 종이에 고운 색채의 층을 덧칠하는 것은 더 고요히 성찰하는 분위기를 더해주는 경향이 있다. 그림 그리기 활동은 보통 짧은 시기 동안 완전히 몰입했다가 뒤로 물러나 관찰하고 성찰하는 순간으로 변화를 주는 것이 반복되는 식으로 이루어진다. 이런 식으로 하여 호흡의 주기적 리듬, 즉 창조적 활동을 **내쉬었다가** 더 고요한 관찰의 순간을 **들이마시는** 리듬이 나타나는 것을 볼 수 있다.

오이리트미

외부의 활동을 통해 내부의 과정을 자극하는 예술 치료의 또 다른 형태가 오이리트미 치유이다. 현대 생활에서 사람들은 한꺼번에 두세 가지 활동을 종종 하곤 하는데, 예컨대 운전을 하면서 음악을 듣고 일에 관해 생각하는 것이 그것이다. 사고는 음악이 만들어내는 느낌과 관계가 없는 경향이 있고, 자동차를 운전할 때 하는 행동은 이 둘 모두와 관계가 없는 경향이 있다. 현대 생활의 압박이 이런 식으로 사고와 느낌과 행동을 분해하면, 영혼의 활동 또한 분해된다. 이것은 영혼과 물질 육체 사이의 결합을 빈약하게 만드는데, 이런 일이 진전되면 질병뿐만 아니라 신체 움직임의 장애로 나타날 수 있다. 오이리트미 치유는, 예컨대 자세가 비뚤어졌다든지, 걸음걸이기 부자연스럽게 무겁거나 가볍다든지, 호흡이 얕고 리드미컬하지 않을 때 나타나는 그러한 질병에 특히 효험이 있다. 오이리트미 치유는 영혼과 물질 육체 사이의 건강한 관계를 회복하고 움직임의 장애를 바로잡는 것을 목표로 삼는다. 또한 환자의 사고와 느낌과 행동의 재결합을 목표로 작업한다.

오이리트미 치유 활동으로 쓰이는 몸의 움직임 또는 몸짓은 말할 때 만들어지는 자모음과 관계되어 있다. 말소리는 호흡의 흐름과 함께 이루어지는 후두, 입술, 이, 혀의 연관된 움직임으로 형성된다. 오이리트미 동작에는 말하기 기관의 더욱 섬세한 움직임과 똑같은 성격이 채워 넣어지고, 환자는 주어진 소리와 연관된 내면의 표현을 인식하기 위해 노력하게끔 격려받는다. 예컨대 모음 '아'를 발음하면, 입술과 이가 열린다. 이 소리와 연관된 몸짓 또한 열리고, 이 소리가 말을 통해 전달하는 놀라움 또는 이해의 감각이 환자 안에서 일깨워진다. 이와 대조적으로, '우' 소리를 낼 때는 입이 더 닫히고, 아주 다른 느낌이 이 소리와 함께 연상된다.

말하기에서 리듬 감각은, 특히 시에서 표현되는 바와 같이, 치료를 위해 이용되기도 한다. 어떤 리듬은 외향성의 특질을 표현하고, 어떤 것은 더 내향적인 사색을, 다른 것은 용맹한 성격을 더 많이 표현한다. 몸 안의 리듬들의 적절한 균형은 건강함의 특징 가운데 하나이고, 리듬의 상실은 종종 질병 발생의 징후 가운데 하나이다. 따라서 영혼의 리듬을 북돋우는 것이 아주 유용한 치유 효과를 낼 수 있다. 건강한 삼차원 공간 감각을 결여한 환자를 도울 수 있는 활동도 있다. 이것은 바로 주변의 환경과 온전히 관계 맺지 않은 채 은둔하던 지나치게 내향적이고 몸을 많이 움직이지 않는 사람을 치료할 때 특히 쓸모가 있다. 삼차원 공간의 (위, 아래, 왼쪽, 오른쪽, 앞, 뒤의) 여섯 방향을 경험하는 것이 이 활동에서 강조되는데, 이것은 자아의 움직임을 강화하여 광장 공포증과 그 밖의 비이성적 공포감을 지닌 사람이 자신감을 가지고 환경과 다시 연결될 수 있게 해준다.

예술 치료사는 인지의학 의원과 병원에서 의사, 간호사, 치유 마사지사, 물 치유법 의사와 함께 일한다. 사례 연구회와 같은(16장을 보라), 이렇게 함께 일하는 방법이 개발되었기 때문에, 강력하고도 통합적인 치료 프로그램의 기초로 쓰이는 환자 상태의 상을 가능한 한 온전하게 볼 수 있다. 예술 치료사가 받는 훈련 내용에는 그들이 하는 특정 치료의 여러 형태가 갖는 다양한 효과가 포함된다. 실제 치료에서는 그들이 개별 환자의 필요에 맞추는 일련의 활동을 그들 스스로 창의적으로 발전시켜야 한다. 그 활동 프로그램은 환자 상태의 호전에도, 치료 과정에서 발생할 수 있는 어떤 어려움에도 대응할 수 있도록 만들어져야 한다.[29]

---

29 7장 전체의 이해를 위한 참고 문헌: 마가레테 하우슈카, 『예술 치유의 기초(Fundamentals of Artistic Therapy)』(Rudolf Steiner Press, UK, 2015). 예술 치유, 특히 그림 그리기 치유의 기초 작업.

마가레테 키르히너-보콜트, 『치유 오이리트미의 기초(Foundations of Curative Eurythmy)』(Floris Books, UK, 2004).

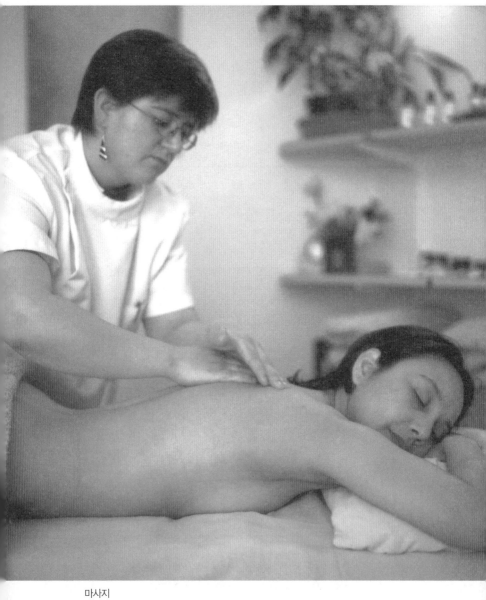

마사지

8

치유 마사지와 물 치유법

모든 마사지는 반액체의 특질을 지닌 피부와 그 밑의 근육과 부드러운 조직에 모두 영향을 미친다. 몸에서 액체 부분은 에테르체의 축적작용이 가장 직접적으로 나타나는 곳이지만, 근육에서는 신경 자극의 상호작용 또한 일어나고, 정서적 장애는 잠재의식의 근육 긴장을 낳을 수 있다. 이런 의미에서 근육의 긴장은 환자의 정서와 신경의 상태를 표현하는 것으로 볼 수 있다. 아스트랄의 영향을 대표하는 것인 긴장은 유동성의 손실과 경직성의 경향으로 이루어진다. 극단적 형태에서 긴장은 질병이 된다.

리듬 체계는 머리 극과 신진대사 극에 조화를 이루어준다. 숨을 들이마시고 내쉬는 것, 그리고 심장의 수축과 이완 같은 자연스러운 순환 운동이 지닌 리듬의 특질은 서로 반대되는 에테르와 아스트랄의 활동을 조화롭게 만든다. 이 점을 염두에 두면서 이타 베크만 박사와 마가레테 하우슈카 박사는 매우 리드미컬한 형태의 치유 마사지를 개발했다. 호흡의 리듬은 다음 들숨 전에 휴지가 있는 들숨과 날숨의 형태를 따르는 경향이 있다. 마사지에서는 계속해서 더 강하게 조직을 잡으며 주무르다가 잡은 것을 풀고, 잠시 쉬었다가 다시 잡고 주무른다. 들숨과 각성 사이에, 그리고 날숨과 긴장 이완 사이에 연관성이 있다. 마사지에서 전자에 해당하는 주무르기는 각성의 특질이 있고, 부드러운 움직임인 후자는 잠드는 것과 더 유사한 특질이 있다. 이것은, 우선 아스트랄의 활동(각성)이 우세했다가 에테르체의 활동(이완)이 이루어짐을 의미한다. 조직 안에서 이 두 가지 활동이 리드미컬하게 번갈아 이루어지면 마사지하는 부분에서 강력한 조화의 효과가 이루어질 수 있다.

마사지

자연스러운 물의 움직임은 직선이 아니라 곡선으로 이루어진다. 그 곡선은 부드러울 수도, 강할 수도 있고, 나선형 또는 소용돌이 모양으로 발달할 수도 있다. 에테르체, 즉 형성하는 생명의 힘을 가진 육체는 물의 유동하는 요소와 강하게 관계되고 곡선 형태와 자연스러운 유대 관계가 있다. 이것은 몸의 곡선과 둥근 모양을 통해 형성의 힘을 표현하고, 신진대사(에테르) 활동이 체질적으로 우세한 사람은, 머리의(아스트랄) 활동이 우세해서 더 각진 신체의 특징을 가지는 경향이 있는 사람보다 더 둥근 형태의 몸을 가진다는 사실을 주목할 수 있다. 마사지의 움직임도 이 곡선의 특징을 취한다. 몸의 관절 주위에서는 마사지의 곡선이 매우 조이듯이 이루어져 나선형의 움직임을 만든다. 등을 마사지할 때 마사지 곡선은 8자 모양으로 이루어지는데, 위에서 말한 주물렀다 풀어주는 것을 리듬 있게 번갈아 한다.

마사지하는 동안 때때로 손가락 끝이 사용되는데, 손가락 끝에 주는 압력으로 환자는 자신이 영향받는 부분을 강하게 의식할 수 있다. 이것은 딱딱해진 부분에서 분해의 효과를 활발하게 한다. 손바닥을 사용하는 다른 경우에는 훨씬 더 부드럽게 만드는 효과를 얻는다. 압박된 것이 풀리면서 손바닥은 일종의 빨아들이는 효과와 함께 조직을 들어 올리는 데 사용될 수 있다. 이것은 가볍게 만드는 느낌을 만들고 붙잡혀 있다가 풀려나는 감각을 강하게 준다.

에테르의 힘은 몸에 통합의 효과를 준다. 살아 있는 것의 특징 가운데 하나는, 순수하게 기계적인 체계와 반대로, 한 곳의 활동이나 변화가 항상 유기체의 다른 모든 부분에 어떤 영향을 미친다는 점이다. 기관과 조직이 분리된 칸에 고립되지 않다는 점은 오랫동안 인식되어왔고, 침술과 반사요법 같은 고대 동양의 의학 형태로 치료에 이용되었다. 침술사는 몸에서 치유 반응을 자극하기 위해 침을 사용하지만, 침은 증상이 나타나는 부위에서 얼마간 떨어진 곳에 찌르는 경향이 있다. 반사요법에서는 몸 전체의 작용이 발의 다양한 부위에서 나타난다고 여겨진다. 반사요법 치료사는 몸의 다른 곳에 있는 문제에 치유 효과를 내기 위해 발을 치료한다. 주류 의학에서는 이것을 이해할 수 없는데, 병이 나타나는 부위의 치료만으로 치료의 범위를 제한하기 때문이다.

리드미컬한 마사지는 다른 부위에 영향을 미치기 위해 몸의 한 부분에 종종 행해진다. 아스트랄 활동이 몸의 한 부분에서 과도하면 다른 부분에서는 부족하기 쉽다. 예컨대 긴장성 두통이 있을 때는 종아리와 발을 힘차게 주무르면 두통을 완화할 수 있다. 이것은 몸의 아랫부분에서 아스트랄의 활동을 자극하여, 경련을 일으키는 과도한 아스트랄의 활동을 몸의 아랫부분으로 유도하여 곧바로 어느 정도 완화 효과를 내기 위한 것이다. 목에서 시작해 척추를 따라 내려가면서 몸 전체를 마사지하면 두통에서 전형적으로 나타나는 목과 어깨의 긴장을 완화하는 데 도움이 되기도 한다.

치료하는 동안 마사지사는 환자의 몸 상태에 관한 여러 징후를 포착하는데, 의사는 이것을 똑같은 방식으로 인지하지 못하기가 십상이다. 몸 전체에 근육의 긴장이 퍼진 것이 분명해진다. 공통되게 발견하는 점은 목과 어깨에서 허리까지 내려가기도 하는 극심한 긴장과 경련인데, 이때 허리 아랫부분에는 비교적 긴장이 없다. 이렇게 긴장이 없는 것은 상체의 긴장만큼이나 극단적일 수 있는데, 몇몇 경우에는 건강하지 못한 것이다. 마사지사는 피부와 부드러운 조직의 상태와 탄력에 민감성을 더해준다. 이렇게 하면 어떤 환자의 경

146

우에는 몸이 풀리고 흐물흐물해진다고 느끼지만, 다른 환자는 몸이 건조해지고 딱딱해지는 긴장감을 느낀다. 피부 온도가 상당히 차이가 나는 것 또한 주목된다.

몸을 빙 둘러서 등 한가운데가 띠를 두른 듯 극심하게 긴장되고, 그 아래로는 근육에 힘이 없고 눈에 띄게 차가우며, 그 위쪽은 정상의 온기를 지닌 여성도 치유 마사지사가 치료할 수 있다. 마사지사는, 의사가 환자에게 부부 성생활의 어려움으로 생식기관의 오랜 질환을 앓아왔다는 점에 주목하라는 말을 해주었다는 사실을 전달받는다. 의사와 마사지사가 이 문제를 서로 어떻게 인식하는지 논의하면, 환자의 상태가 좀 더 폭넓게 그려진다. 몸통 주위의 근육이 긴장되어 나타나는 뻣뻣한 느낌, 허리 아래쪽의 냉기와 탄력 부족, 만성 부인병, 그리고 부부의 성생활의 걱정거리가 모두 같은 문제의 다른 표현이다. 주류 의학의 진단은, 예컨대 환자가 오래된 낮은 등급의 나팔관 감염 같은 만성적인 골반의 염증성 질환이 있다는 것이 될 것이다. 이러한 진단에 더해, 인지의학에서 이 감염의 이면에 있는 문제를 이해하는 바는, 환자 자아의 무의식적 활동이 골반 부위에서 부족하고 이것이 온기의 결여로 나타난다는 점이다.

치료의 도움은 마사지, 약, 상담을 포함하는 몇 가지 차원에서 주어질 수 있다. 마사지의 목표는 하반신에 온기와 탄력을 주고 몸통의 긴장을 풀어주는 것이 될 수 있다. 이러한 긴장이 풀리면 호흡이 더 이완되고, 그러면 하반신 속으로 온기가 저절로 흘러 들어가게 된다. 이러한 개선이 처음에는 일시적일 수 있어서 스스로 유지되기 위해서는 계속되는 치료가 필요하다. 일단 이러한 지점에 도달하면, 부인병 증상의 개선이 뒤따를 것이다. 이러한 변화를 이루는 데 도움을 주기 위해 약과 상담이 필요할 수 있다.

대장에 영향을 미치는 궤양성대장염처럼 아랫배의 다른 기관의 질병을 앓는 환자에게서도 이와 아주 비슷한 점들을 발견할 수 있다. 마사지사의 관찰이 의사가 환자의 상태를 상세히 아는 데 도움이 되고, 그래서 두 사람이 환자의 전체적인 상태를 알게 되어 가능한 치료의 방법을 직접적으로 알아내게 된다.

마사지사는 몸에 온기를 나누어주는 치료를 매우 의식적으로 한다. 인지의학에서는 온기를 조직하는 데 장애가 생기는 것을 질병의 증상이자 원인으로 볼 수 있다. 온기의 조직은 자아 활동의 물리적 매개이고, 이용 가능한 잠재적 치료 방법이다. 이 목적을 위해 환자는 치료에 필요한 만큼만 옷을 벗은 채로, 치료 마사지를 위한 따뜻하고 외풍이 없는 방을 이용한다. 피부를 매끈매끈하게 할 뿐만 아니라 몸에 온기의 효과를 주는 식물성 기름이 사용되는데, 향유를 섞어서 쓰면 이 효과가 높아질 수 있다. 마사지사는 환자에게, 그리고 목표로 삼는 유형의 치료 반응에 가장 알맞은 기름을 선택한다.

오일 목욕

주류 의학에서는 피부에 쓰는 치료제가 어느 한 곳의 피부 상태에 따라 쓰는 연고로 대개 제한된다. 비교적 최근에 와서야 협심증 같은 몸속 상태를 치료하는 방법으로서 피부에 발라 혈관 속으로 흡수시키는 약이 신중하게 사용된다. 인지의학에서는 몸 전체에 영향을 미칠 목적으로 많은 외용 물질을 사용한다. 예컨대 아스트랄의 요소가 꽃 속으로 가지고 들어오는 가벼운 신진대사와 분해의 작용과 관련된 에테르성 식물 오일을 사용할 수 있다. 로즈메리나 라벤더 같은 이 오일은 목욕할 때 피부에 사용하면 신진대사 체계 전체로부터 반응을 자극할 수 있다.

물론 오일과 물은 섞이지 않지만, 치료할 때는 가느다란 오일 줄기를 물의 소용돌이 속으로 들어가게 만드는 장치를 써서 오일을 잘 퍼지게 한다. 오일 방울은 아주 고와서 서로 분리되기 전까지 상당한 시간 동안 퍼져 있게 된다. 환자가 이렇게 오일을 뿌려놓은 목욕물 속에 잠겨 있으면 피부 전체가 영향을 받는다. 아주 고운 오일 층이 고루 퍼져 있는 목욕물에 몸을 담그고 나서 몸을 말리기보다는 면 홑이불과 담요로 잘 감싸고 있으면 효과가 지속될 수 있다. 목욕물 속에서 25분가량을 보내고 나서 몸을 감싼 채 45분 동안을 쉬고 나면, 환자는 대개 그 뒤 몇 시간 동안 더 오일의 온기 효과를 느낀다. 목욕물 자체의 온도는 대략 체온과 비슷해서, 충분한 온기 효과를 주는 것은 물의 열기라기보다는 오일의 특질이다. 이 치료의 효과는, 자아가 물질 육체 안에서 영향을 더 잘 미치게 되어 그 결과 환자가 내적으로 고요하고 차분해짐을 느끼는 것이다. 이러한 형태의 치료는 인지의학에서 개발한 물 치유법이다.

오일 목욕이 지닌 따뜻하게 해주는 특질에 더해, 각각의 에테르성 오일에는 특수한 효과가 있다. 예컨대 긴장 이완과 최면의 특질을 지닌 라벤더는 더 강한 탄력과 각성의 효과를 가진 로즈메리와 대조된다. 로즈메리는 말초 순환을 가하게 자극하기도 하는데, 이 때문에 발과 다리에 온기 효과가 필요할 때 족욕을 통해 국소 치료를 하는 것으로 쓰일 수 있다.

온기가 규칙적으로 조직되지 못하는 것 또한 물 치유법의 도움을 받을 수 있다. 하반신의 차가운 부분, 특히 위에서 설명한 바와 같이 골반 부분에는 부인병이 종종 수반되는데, 이 질환에는 특히 멜리사(레몬밤)를 푼 물에서 목욕을 하면 몸을 개운하게 하고 부드럽게 덥히는 효과를 볼 수 있다. 불안하게 되면 특히 다리와 발에 (식은땀이 날 때처럼) 차가운 부분이 종종 생긴다. 이럴 때는 로즈메리를 푼 물에서 무릎까지 담그는 족욕을 하면 도움이 된다. 겨자를 푼 따뜻한 물에서 하는 족욕은, 편두통 발병을 치료할 때 종아리와 발을 힘차게 마사지하는 데 더해 사용할 수 있는 방법이다. 겨자는 피부를 붉게 만들면서 부드럽게 자극하여 머리에서 일어나는 과도한 신진대사 활동을 종아리와 발 속으로 돌려놓는다. 이와 비슷한 방식으로, 따뜻한 물에서 하는 족욕은 천식의 발병을 완화하는 데 도움이 될 수 있다.

발열 목욕

뿌리가 깊고 오래된 온기 문제는 암과 M.E.(myalgic encephalomyelitis, 근육 류머티즘성 뇌근막염 또는 바이러스성 질환 후 피로 증후군)와 같은 질병을 지닌 환자에게서 종종 발견된다. 이러한 환자는 정상적인 섭씨 37도(화씨 98.5도)보다는 섭씨 35도(화씨 95도)에 가까운 체온을 지닌다. 건강한 사람의 경우에는 일반적으로 체온에 리드미컬한 변화가 있는데, 사람들은 내부분 아침에 일어났을 때보다 저녁에 약간 체온이 높다. 체온이 떨어진 환자는 이렇게 규칙적인 리듬의 특질을 결여하는 경향이 있다.

암과 면역 문제의 의학적 치료는 13장에서 다루지만, 물 치유법의 맥락 안에서 특수한 '발열' 목욕이 체온의 정상화를 뒷받침하여 도움을 줄 수 있다. 환자는 체온 또는 체온보다 약한 높은 온도가 유지되는 물속에서 한 시간 동안 몸을 턱까지 물에 담근다. 이 경우에 따뜻하게 만드는 효과는 물에서 나오는 것이 아니라 스스로 식는 몸의 능력을 제거하는 데에서 나온다. 몸이 스스로를 식히는 주된 방법은 피부에서 땀을 증발시키는 것이지만, 목욕을 할 때 땀은 증발하는 것이 아니라 목욕물 속으로 들어가기 때문에 식힘의 효과가 없어진다.

발열 목욕은 체온을 섭씨 39~40도(화씨 102~104도)까지 올릴 수 있어서, 환자가 몇 년 동안 발열 질환을 앓은 적이 없고 보통 이하의 체온을 가지고 있다면 몸이 견디기에 아주 힘들다. 환자가 목욕하는 동안, 그리고 그 뒤 몇 시간을 침대에서 쉬는 동안, 맥박과 혈압을 주의 깊게 관찰해야 한다. 이 목욕은 심하게 쇠약해진 환자나 심각한 심장 질환이 있는 환자에게는 적절치 않지만, 이것이 주는 엄청난 온기의 효과는 정상 체온을 잃어버렸을 때 회복하는 데 유용한 도움을 줄 수 있다.

인지의학 의사에게는 온기가 외부에서보다는 몸속에서 만들어지는 것이 중요하다. 몸 자체에서 온기를 조직하는 것은, 몸의 물리적 구조만큼이나 온전한 개인을 구성하는 필수 부분이기 때문이다. 외부에서 강제로 주입된 온기나 한기가 이러한 조직과 무관한 것은, 다쳤을 때 쓰는 부목이 신체 구조와 무관한 것과 아주 똑같은 이치이다.

욕조에 누워 있으면서 환자는 물의 부력을 통해 어느 정도의 무중력 상태를 경험하는데, 이렇게 하면 관절염이나 뇌졸중에 걸렸을 때처럼 서거나 걷는 것이 어려울 때 도움이 된다. 하지만 물 치유법의 주된 효과는 순환과 근육의 탄력성과 온기의 배분 같은 몸의 기능에 미치는 것이다. 간접적으로는 영혼에 영향을 미칠 수도 있는데, 완전한 긴장 이완과 온기의 효과에 따르는 정서적 반응이 있기 때문이다. 이와 마찬가지로, 마사지로 근육의 긴장을 풀어주면 억눌렸거나 묻힌 감정이 방출되는 효과를 볼 수 있다.

물 치유법의 매체인 물은 우리가 태어나기 전에 떠 있었던 매체이다. 에테르 힘의 매체로서 물은 몸의 치유 작용과 특별한 관계가 있다. 목욕이 지닌 치유의 잠재력은 고대 그리스 시대부터 인식되어왔는데, 현대 의학의 아버지로 알려진 히포크라테스는 당시에 코스 섬에 정교한 목욕 시설을 포함한 치유 센터를 설립했다. 유럽 전체에서는 특정한 샘에서 나오는 물을 이용하는 목욕의 치유 효과를 인식해서 수많은 온천 도시를 개발했고, 이 도시들은 중부 유럽에서 여전히 번창한다. 치유 목적의 온천 이용이 12세기 초에 거의 자취를 감춘 영국에서는 전통 의학이 덜 존중받는다. 영국 문화를 급속히 지배한 주류 의학의 관점에서는 온천 도시 바스에서처럼 온천을 주로 이용하는 섯을 뜨거운 물을 원시적 형태로 이용하는 섯으로 보았기 때문에, 그것이 지닌 치유의 가치는 주류 의학에서 사라지고 말았다.

문화적 요인 또한 건강 유지에서 온기가 차지하는 중요성을 무시하는 데 일조했다. 겨울에 셔츠 바람으로 집 밖에 있는 남자와 다리를 거의 감싸지 않거나 전혀 감싸지 않는 여자를 보는 것은 흔한 일이다. 많은 사무실과 공공건물이 아주 따뜻하게 유지되고, 사람들은 그런 건물들을 드나들 때 극심한 온도 변화에 주의를 거의 기울이지 않는다.

인지의학에서는 사람의 온기의 조직화를 건강 유지에 매우 중요한 자아—활동의 물질적 매개로 본다. 온기를 유지하는 것에 대한 만연한 부주의가, 서양 세계에서 오늘날의 지배적 건강 문제인 동맥경화증과 골관절염 같은 여러 퇴행성과 경화성 질병이 많아지는 한 요인일 수 있다. 다양한 물 치유법이 이 악영향을 완화하는 데 도움이 될 수 있다. 이 치유법은 환자 스스로 건강에 더 책임을 지게 되

는 데 하나의 디딤돌이 되는바 자기 몸의 온기를 더 많이 의식하게
되는 기회를 줄 수도 있다.[30]

30 8장 전체의 이해를 위한 참고 문헌: 마가레테 하우슈카, 『간병인을 위한 가정
   간호법(Home Nursing for Carers)』(Mercury Press, USA, 1991). 치유 마사지사가
   되는 훈련에 관심이 있는 사람들을 위한 교재로 쓰인 책.
   모니카 핑가도, 『리듬 마사지: 이타 베크만 병원 간행 안내서(Rhythmic
   Einreibung: A Handbook from the Ita Wegman Clinic)』(Floris Books, UK,
   2011).

Healing for Body, Soul and Spirit

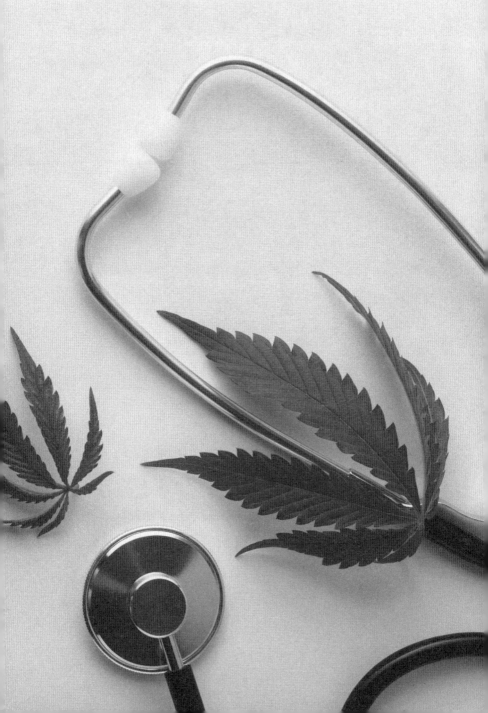

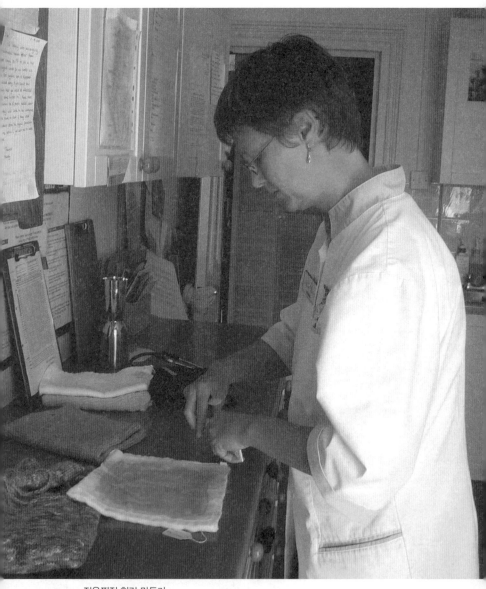

젖은찜질 헝겊 만들기

간호의 예술

간호사들은 주류 의학의 기술 진보에 깊이 영향받아왔다. 그들의 일은 점점 더 전문화되었고, 그에 따라 분담되었다. 간호사는 혈압을 재고 심장 모니터를 살펴보는 것 같은 기술적인 임무를 책임지고, 환자를 더 직접 대하는 많은 역할은 간호조무사에게 맡기게 되었다. 주류 의학에서는 기술적 검사 결과들을 계속해서 상세하게 기록하기 위한 필요 때문에 시간이 많이 드는 문서 업무가 점점 더 늘어나기도 했다. 현대 의학의 기술적 측면에서 많은 장점이 나온 반면에, 이러한 발전은 간호사가 환자 개개인과 직접 접촉하여 좋은 간호에 요구되는 돌봄을 제공할 만한 충분한 시간을 가지는 것을 점점 더 어렵게 만들었다.

인지학은 물질 육체와 육체의 질병에 관한 이해를 환자의 정신 요소에 관한 이해와 통합할 수 있으며, 이것이 간호사에게 실질적인 영향을 미친다. 예컨대 간호사 역할과 의사 역할의 차이 가운데 하나는, 간호사 팀은 환자를 하루 24시간, 한 주 7일을 돌보는 반면에, 의사는 보통 짧은 기간 동안만 환자와 접촉한다는 점이다. 이렇게 환자와 계속 접촉하면서 간호사는 리듬 있게 순환하는 환자의 기능을 뒷받침하는 특별한 책임을 수행한다. 잠자기와 걷기, 먹기와 장의 운동, 활동과 쉼의 순환이 적절히 조절되면 치유 작용을 도울 수 있다. 이것을 소홀히 하면 그 반대의 효과가 나타나는데, 병을 앓을 때 환자는 건강한 리듬들을 스스로 유지할 수 없기 때문이다.

인지의학의 의료를 수행하고자 하는 간호사는 주류 의학의 간호사 자격을 취득하고 나서 인지의학 훈련을 하여 그 자격을 추가해야 한다. 여러 가지 방식으로 인지의학은 주류 의학의 간호 철학 가운데 최선의 것을 따르지만, 특정 영역에 더 큰 강조점을 두는 경향이 있다. 간호사의 임무는, 필요한 힘과 의지나 지식을 가지고 있다면 환자가 스스로 얻고자 할 건강이나 건강의 회복이나 평화로운 죽음에 이르도록 해주는 활동에서 사람을 돕는 일이라고 정의된다. 간호는 또한 환자가 처방된 치료법을 따름으로써 가능한 한 빨리 도움을 받지 않아도 되도록 돕는 일이다.

간호의 실제

실제에서 간호는 환자의 물리적 환경을 살피는 일을 일반적으로 수반한다. 이 일에는 침대가 환자를 적절히 받쳐주게 하고, 주위가 깨끗하고 따뜻하게 하며, 신선한 공기가 풍부하게 하는 것이 포함된다. 인지의학 간호사는 환자 영혼의 환경으로 설명될 수도 있는 것 또한 의식할 것이다. 이것은 감각으로 받아들이는 모든 것, 즉 방 안의 빛의 질, 색채, 소리와 냄새, 그리고 주변 환경의 미적 특질 또한 포함하는데, 환자가 초점을 맞출 아름다운 것들을 가지는 것이 유익하기 때문이다. 이것은, 가능하다면, 미적 특질을 가지지 못한 어떤 것도 피하는 것 또한 포함하는데, 그것이 건강한 사람보다는 아파서 누워 있는 사람에게 훨씬 더 강한 영향을 미칠 수 있기 때문이다.

영혼의 환경에는 간호사가 환자에게 가져다주는 분위기 또한 포함되는데, 이 때문에 간호사가 병실에 들어갈 때 어떤 마음가짐을 가지느냐가 중요하다. 환자의 요구에 적절히 반응하는 데 필요한 평온함과 열린 마음을 가지기 위해 잠시 멈추어 서는 것이 필요할 수 있다. 서두르거나 짜증을 내는 상태는, 또는 이 점에서는 과장된 친절함도 환자에게 열린 태도를 갖는 데 방해가 될 것이다. 영혼의 차원에서는, 물질의 차원에서 회복에 도움을 주는 따뜻한 방이 필요한 것과 아주 마찬가지로, 환자는 간호사에게 정서적 온기와 도움을 받을 필요가 있다.

간호사는 사회적 의미에서 환자를 도울 필요도 있다. 어떤 때에는 평화롭게 혼자서 쉴 필요가 있지만, 환자에 따라서는, 그리고 병의 단계에 따라서는 다른 환자들과 섞여서 사회적이고 문화적인 활동에 참여하는 것이 중요할 수도 있다. 예컨대 활기를 주는 이야기 나눔이나 음악의 밤 행사에 참여하거나 야외에서 산책하는 것은 삶의 흥미를 다시 불러일으켜 그 자체로 치유 효과를 낼 수 있다.

환자의 온기를 조직하는 데에는 간호사가 에테르성 식물 오일을 사용하는 것이 큰 도움이 될 수 있다. 훈련을 받을 때 인지의학 간호사는 (앞 장에서 설명한) 치유 마사지와 비슷한 이 오일의 사용 기술을 배운다. 이 기술은, 특정 부위의 의식을 자극하는 것과 연관된 아주 힘찬 주무르기 행동보다는 에테르의 축적작용의 흐름을 촉진하는, 진정하고 균형을 잡아주는 움직임에 집중하는 경향이 있다. 오일 사용은 목, 어깨, 등, 배, 발과 하지처럼 온기가 부족해지기 쉬운 부위의 온기를 자극할 수 있다. 죽음을 앞두고 있어서 외로움을 느끼거나 직면하는 것을 두려워하는 환자에게 행복감과 큰 위안을 줄 수도 있다. 이러한 치료는, 보통 때의 대화로는 할 수 없는 방식으로, 환자가 내면 깊이 자리 잡은 두려움을 털어놓고 이야기할 수 있게 하여 안정감을 느낄 수 있도록 돕는다.

오일과 연고는 각각의 환자의 특정 필요와 상태에 따라 선택된다. 오일과 연고를 사용하는 동안 간호사는 환자의 몸에서 상대적으로 따뜻한 부위와 차가운 부위의 피부와 근육 탄력성에 대한 감각, 그리고 환자의 정서 상태의 징후 또한 알게 된다. 치유 마사지사가 하는 이와 유사한 관찰에서처럼, 특히 간호사의 치료가 날마다 여러 차례 이루어지기 때문에, 이 징후들은 의사에게 매우 도움이 된다.

이러한 치료는 대개 의사가 처방하지만, 간호사가 스스로 주도해서 오일을 사용할 수도 있다. 예컨대 환자가 밤에 잠드는 데 어려움을 겪으면 간호사가 라벤더 오일을 등에 발라줄 수 있는데, 이렇게 하면 긴장을 매우 완화하는 효과가 있기 때문이다. 간호사와 환자의 개인적 접촉 또한 중요한데, 이것이 치료에 귀중한 정서적 온기를 더해주기 때문이다. 라벤더 오일 사용은 수면제의 필요성을 없앨 뿐만 아니라 환자와 간호사 모두에게 완전히 다른 경험이 된다. 오일을 바르는 것은 불안 증상과 그 밖의 정서적 문제를 지닌 환자, 그리고 신체가 아주 약해서 침대 신세를 지는 환자의 치료를 돕는 데에도 특별한 역할을 한다.

간호사는 나아가 목욕과 족욕 치료를 하는 치유 마사지사와 물치료사의 작업을 보완한다. 아침에 로즈메리를 풀어서 하는 활기 촉진 족욕과 저녁에 라벤더를 가지고 하는 긴장 이완 족욕은 간호 치료의 규칙적 일부가 된다. 겨자 족욕 치료는 특정 종류의 두통, 천식 발작과 기관지염을 완화하기 위해, 그리고 공황 발작의 초기 징후가 있을 때 간호사가 할 수 있다. 두통이나 감기가 시작될 징후가 있을 때 사용할 수도 있다. 증상이 진전되는 초기에 치료하는 것이 아주 중요하기 때문에, 간호사는 특정 경우에 스스로 주도하여 즉각 행동하는 것을 요청받는 일이 종종 있다.

간호사는 자신이 치료에 사용하는 재료, 특히 약초의 특징을 잘 알아야 한다. 각각의 약초는 치유의 속성을 발휘하여 최대의 효과를 내는 특수한 방식으로 사용해야 한다. 예컨대 꽃은, 너무 오랫동안 우리는 것과 같은 부주의한 조제로 약효가 파괴되기보다 높아질지라도, 섬세하게 다루어야 한다. 뿌리, 줄기, 씨앗, 잎을 우려서 만들어내는 약 각각에는 고는 데 들여야 하는 특정한 시간이 있다. 기계적이거나 생각 없이 하는 조제는 치유 효과를 감소시키거나 심지어 없게 만들 수도 있기 때문에, 간호사는 각각의 치료법에서 최선의 효과를 얻는 방법을 잘 알아야 한다.

식물 치료에 관한 지식

여러 가지 치유 용도를 지닌 식물이 바로, 특히 진정제 효과가 있는 카모마일이다. 이 꽃으로 우려낸 약은 부비강염(축농증)이나 기관지염을 완화하고 제거하는 흡입제로, 또는 입안이 감염되었을 때 입안을 가시거나 헹구는 용도로 주어질 수 있다. 좌욕을 하면서 쓰면 산후에 생식기 영역을 진정하는 데에도 좋다. 카모마일은 그 꽃으로 우려낸 약으로 젖은찜질 헝겊을 만들 때 쓰이기도 한다. 고통을 느끼지 않으면서 가능한 한 뜨겁게 하여 환자의 피부에 대고, 다른 천으로 감싸주고 나서, 세 번째 모직의 막으로는 몸을 감싸 두르고 안전핀으로 풀어지지 않게 해준다. 이렇게 하면 젖은찜질 헝겊이 제자리에 있으면서 열기를 유지하는 데 도움을 준다. 뜨거운 물주머니를 모직 막 위에 놓아두면 온기를 더해주기 때문에 환자가 침대에 누워 적어도 30분 동안 쉴 수 있다. 이러한 젖은찜질 헝겊을 배에 붙이면 다양한 신진대사와 소화의 장애에 매우 도움이 될 수 있다. 카모마일은 특히 소화불량과 생리통의 경련이나 갑작스러운 복통이 있을 때 강력하게 권고된다.

이와는 대조적으로, 레몬 젖은찜질 헝겊은 미지근한 물에서 만든다. 발과 종아리에 대어주면, 환자가 섬망 상태가 될 위험이 있을 때 또는 어린아이가 열성경련의 위험이 있을 때 고열의 성노를 세한하는 데 도움을 줄 수 있다. 이러한 치료는 해열진통제의 일종인 파라세타몰과 그 밖의 유사한 약의 자동적 사용을 피하는 데 도움을 줄 수 있는데, 이 약들이 장기적으로 건강에 미치는 위험은 10장에서 설명한다.

젖은찜질 헝겊과 오일과 연고는 주요 기관에 영향을 미치기 위해 간호사가 정기적으로 사용할 수도 있다. 라벤더와 장미 오일이 든 연고를 바른 따뜻한 천을 심장 위에 올려놓으면 불안이 있는 경우나 노인의 심장 상태에서 나타나는 두근거림을 진정하는 데 도움을 줄 수 있다. 신장 부위 위에 바르는 구리 연고 또한 국소 온기 효과를 주어 신장 활동에 조화를 회복해주는 데 도움이 된다. 젖은찜질 헝겊은 간에 문제가 있는 환자에게, 그리고 우울증을 앓는 환자들의 일부 경우에도 간 부위에 종종 사용되는데, 이렇게 하면 신진대사 기관의 활력을 자극하는 데 도움이 된다.

인지의학 간호사는 이 모든 치료를 준비하고 관리하는 기술을 훈련받는데, 이 중 많은 것은 주류 의학의 훈련만 받은 간호사에게는 아주 낯설게 보일 것이다. 이러한 실제 기술을 가지고 기량을 더욱 더 쌓아가면서 간호사는 일에서 훨씬 더 많은 성취를 한다는 사실을 종종 알게 된다. 인지의학의 간호에는 환자와의 직접 접촉뿐만 아니라 치료제의 원료가 되는 식물과 같은 재료와의 훨씬 더 직접적인 접촉 또한 포함된다.

인지의학 병원과 의원에서 간호사는 주류 의학에서 하는 것과 마찬가지로 의사가 처방하는 약을 환자에게 투여한다. 이에 필요한 집중력과 정확성을 넘어서, 인지의학 간호사는 약효가 있는 물질의 특질에 대한 존경심과 깊은 느낌을 기른다. 의사가 약을 처방하기 위해 지녀야 하는 상세한 지식은 필요치 않지만, 그 약을 효과적으로 투여하고자 한다면 몇몇 기본적인 원칙을 이해해야 한다는 점은 중요하다. 그 치료가 약을 주는 것이건 오일을 바르는 것이건 다른 어떤 기술이건 간에, 간호사는 외적으로는 그 임무를 정확히 수행하는 데에, 내적으로는 사용하는 물질의 특질과 그 치료의 본질에 집중해야 한다.

의사소통

간호사는 24시간의 돌봄을 제공하는 한 팀으로 일하는데, 치료의 일관성과 계속성을 제공하는 것은 서로서로 정확하고도 효과적으로 의사소통하는 능력에 달려 있다. 오랜 기간 환자를 관찰하는 일과 함께, 의사소통하는 사람으로서 역할 또한 의사가 환자와 만나는 일을 도울 수 있게 해준다. 종종 환자는 의사가 말하는 것을 몇 번이나 들어야 그것을 충분히 이해할 수 있는데, 간호사는 환자와 쌓은 더 친근한 관계를 통해 그것을 더 친밀하게 설명해줄 수도 있다. 이와 마찬가지로, 환자는 의사가 알아야 할 특정 문제들을 놓고 간호사와 토론하는 게 더 쉽다는 것을 때때로 알게 되는데, 이 경우에 간호사는 그 정보를 요령 있게 전달할 수 있다.

이렇게 매우 중대한 의사소통 역할은, 의사와 마찬가지로 환자를 단기간 보게 되는 치유 마사지사나 예술 치료사 같은 다른 치료사와 지식을 공유하는 데에도 적용된다. 간호사는 그들에게 환자의 심적·신체적 상태를 계속해서 알려주어 치료 기간 동안 환자의 매일의 리듬 속에 있는 중요한 면에 부정적인 영향이 미치지 않게 해준다. 간호사가 환자와 더 밀접한 접촉을 하는 것은, 환자가 가족이나 친구와 의사소통에 어려움을 겪을 때 종종 도움을 줄 수 있음을 의미하기도 한다.

인지의학 간호사는 치료의 모든 개별적인 면을 통합하고, 의사소통을 부실하게 하여 서로가 대립하면서 일하기보다는 조화로운 하나의 전체를 확실히 형성하여 중심의 역할을 한다. 인지의학의 접근법에서는 간호사 업무의 모든 면을 인간화하여 주류 간호의 기술적 전문화에서 상실되어온 개인적 접촉을 복원하는 데 목표를 둔다. 각각의 모든 활동에는, 침대에 있는 또 하나의 물질 육체가 아니라 영

혼과 정신을 지닌 어떤 사람인 환자를 인식하고, 존중하며, 돌보는
과제가 수반된다.[31]

31 9장 전체의 이해를 위한 참고 문헌: 티네케 판 벤타임, 『간병인을 위한 가정 간
   호법(Home Nursing for Carers)』(Floris Books, UK, 2006). 약초 치료제와 사용
   법에 관한 상세한 설명을 포함한 간호의 기초를 설명한다.

Healing for Body, Soul and Spirit

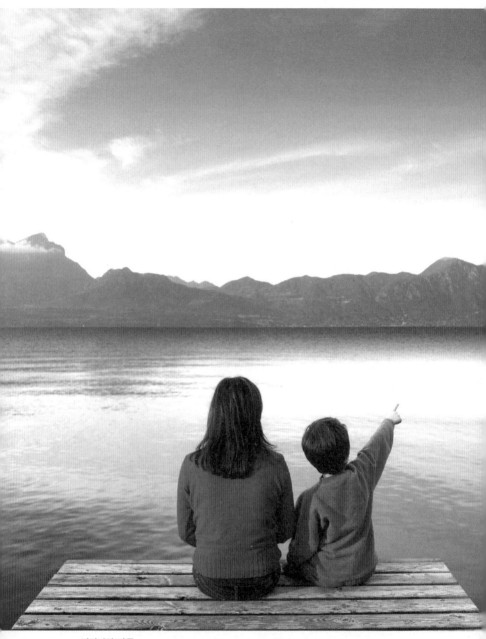

어머니와 아들

10

아동기 질병

수태에서 유아기까지 인간의 정신은 지상에서의 삶의 매개가 될 물질 육체를 형성하는 일에 관여한다. 이 활동은 수태와 탄생 사이에, 그리고 최대 성장과 성숙의 시기인 삶의 최초의 몇 년 동안 특히 강렬하게 이루어진다. 이 일이 벌어지는 동안에는 먹기와 잠자기가 유아의 일상생활을 지배한다. 새로이 형성된 물질 육체를 통해 아이는 유전과 환경의 요인에 영향을 받는다. 태어날 때 이 영향이 가장 강해서 육체가 자기 속으로 육화되는 정신에 대해 어느 정도까지는 이질적이다. 특히 최초의 7년 동안 정신은 육체를 점점 더 자기 것으로 만들어야 하는데, 이 시기에 정신은 비유하자면 새 신발의 길을 들이는 방식으로 몸을 다시 만들어야 한다.

아동기의 이 최초의 7년의 시기는 이갈이로 끝맺는데, 이것은 그 다시 만들기 과정의 정도가 극적으로 표현되는 것이다. 이의 에나멜은 인간의 몸에서 가장 단단한 물질이고 나이가 들어서 재생될 수 없다. 몸의 구성 요소의 갱신 가운데 이가 포함되는 것은 오직 이한 번뿐이다. 아동기의 두 번째 단계는 사춘기로 이어지는 시기인데, 대략 열두 살에서 열네 살까지이다. 세 번째 단계는 성년기로 이어지는 시기인데, 대략 열여덟 살에서 스물한 살까지이고, 이때 물질 육체의 성숙 과정이 완성된다. 육체 발달의 이 단계들은 전체로서의 개인 발달상의 변화와 함께한다.

이의 변화에 따라, 이전에는 몸의 모양을 다시 만드는 데 많이 관여하던 형성의 생명력(에테르의 힘)이 그 역할에서 부분적으로 자유로워지는데, 특히 신경-감각 체계의 경우에 그러하다. 형성의 생명력(에테르체의 힘)이 이제 정신적 창조의 힘으로 쓰일 수 있게 되는데, 예컨대 읽기와 쓰기와 산수의 공식적 학습에서 쓰일 수 있다. 이것은 더욱 진지한 교육이 시작될 수 있게 해주어 그 이전 시기의 모방에 의한 학습을 대체한다. 에테르체의 해방은 아이가 부모로부터 독립하는 과정의 한 단계를 보여준다. 첫 번째 시기에 물질 육체가 다시 만들어지면서 지배적이었던 것이 두 번째 시기 동안에는 에테르의 작용이 지배하는 것으로 바뀐다. 이 작용은 치유와 새로운 활력을 주는 작용이기도 하기 때문에, 이 시기는 특히 좋은 건강의 시기인 경향이 있다.

사춘기 때에는 성적 충동과 격동의 감정이 깨어난다. 인지학의 관점에서 보자면, 그 이전에는 성장과 발달의 작용에 의존하고 있었던 아스트랄체가 깨어나고 해방되는 시기이다. 이 세 번째 시기 동안에는, 개인적 독립에 대한 강력한 요구는 있지만 발달된 책임 감각은 없는데, 이 책임 감각은 자아가 깨어남과 함께 나중에(대략 열여덟에서 스물한 살까지) 나타나는 경향이 있다. 10대 초반의 생식력의 성숙 시기보다는 이 시기에 성인의 권리와 책무가 주어지는 한, 이 책임 감각은 일반적으로 받아들여진다.

아동기의 발달에서 질병의 역할

위에서 볼 수 있었듯이, 태어날 때는 물질 육체만이 완전히 독립될 수 있고, 7세 무렵에 일종의 에테르체의 탄생이, 14세 무렵에 아스트랄체의, 그리고 21세 무렵에 자아의 탄생이 있다. 이 연령들은 고정된 것이 전혀 아니고 개인의 발달의 길은 매우 다양할 수 있다. 또한 이것은 어린아이가 이미 자신의 에테르체와 아스트랄체와 자아를 가지고 있다는 것이 아니라, 이 연령들 무렵에 성장과 성숙의 과정에서 무의식적 행동으로부터 일부 자유로워져서 개성을 더 많이 이용할 수 있게 된다는 것을 의미한다. 사춘기 이전에는, 예컨대 아스트랄의 힘이 생식기관을 성숙시키는 데 특히 관여한다. 그 이후에는 강력한 감정과 욕망을 불러일으키고 스스로 결정을 내릴 수 있는 결단력을 만들어낸다.

이러한 배경에 비추어보자면, 특히 최초의 7년간의 아동기에 질병이 하는 역할을 주류 의학의 관점과는 상당히 다른 관점에서 볼 수 있다. 물질 육체를 다시 만드는 기회는 육체 구조를 끊임없이 분해하고 재형성하는 것에 의해 주어진다. 열병을 앓는 동안에는 모든 신진대사 과정이 속도를 높이고 고열은 더 강력한 모양 고치기의 특별한 기회를 제공할 수 있다. 열병은 체중 감소를 수반하는데, 이것은 발생하는 분해 작용의 우세를 반영한다. 이 모습을 관찰하는 많은 부모와 교사는 이러한 질병을 앓은 후 아이가 약간 더 성숙해 보인다는 것을 알아챈다. 아이는 병을 앓기 전보다 더 차분해지고 덜 성급해질 수도 있다.[32]

어린아이들은 특히 놀이집단이나 학교생활을 시작한 직후에 아주 많이 열병에 감염되는 일이 종종 있다. 이것은 처음으로 사람에 의해 옮겨지는 수많은 세균과 바이러스와 만나는 것, 그리고 그것들에 대한 면역력을 축적할 필요의 결과로 일반적으로 받아들여진다. 태어난 뒤 얼마 동안은, 특히 아기가 모유를 먹고 큰다면 엄마의 면역력에 의해 보호되지만, 아이가 스스로 면역력을 발달시켜야 하는 때가 온다.

---

32 데이비드 D. 마틴 교수의 미발표 보고서(독일 튀빙엔 대학 아동 병원, 독일 필더 슈타트 필더클리닉), 「열병: 인지의학의 관점과 그 과학적 유효성(Fever: Views in Anthroposophic Medicine and their Scientific Validity)」, 『증거 기반의 보완과 대안 의학(Evidence-based Complementary and Alternative Medicine)』, 2016, 논문 ID 3642659 수록.

특히 홍역에서는 여러 항체가 만들어지면서 면역 체계의 대단한 활성화가 이루어진다. 과거에는 아이가 홍역에 걸리면 의사는 그것을 면역 체계의 성숙기가 오는 것으로 보는 게 보통이었다. 의사는 여러 가지 잔병을 앓는 아이의 부모에게, 아이가 홍역을 이기고 나면 훨씬 더 많은 저항력을 갖게 될 거라고 말해주곤 했다. 오늘날에는, 실제로 모든 주류 의학 의사들이 홍역, 볼거리, 백일해 같은 주요한 아동기 감염증을 엄청난 백신 프로그램을 통해 예방하고자 한다.

의사들은 아이들이 학교생활을 시작할 때 나타나는 많은 기침과 감기가 이러한 성숙의 진전의 일부이지 심각하게 나쁜 건강의 징후가 아니라는 점을 여전히 인정하지만, 열을 억제하는 해열진통제 파라세타몰(아세트아미노펜) 같은 약, 그리고 몸을 대신해서 세균을 죽이는 항생제를 과잉 처방하는 경향이 여전히 있다. 75퍼센트에서 80퍼센트의 경우에 몸이 감염 자체를 이겨낼 수 있었다는 사실에도 불구하고 그러하다. 소수만이 의학적 치료가 필요하다. 감염을 극복하는 데 열이 하는 적극적 역할을 뒷받침하는 방대한 양의 과학적 연구 조사가 지금은 있다. 열은 억제를 요하는 위험한 활동이라기보다 치유 과정을 뒷받침하는 것으로 볼 필요가 있다. 근년에는 영국의 공식 지침이, 단지 열을 억제하거나 열성경련을 피하기 위해 해열제(열을 억제하는 약)를 쓰지 않는 것으로 변화되었다.[33]

---

33 『5세 이전의 열병(Fever in under 5s)』, NICE Clinical Guidance, 2013.5.

약을 이렇게 사용하는 것은 몸 자체의 치유 작용을 좌절시키고, 심지어 열을 억제하는 경우에도 몸 자체의 치유 작용을 약화한다는 사실이 분명해지고 있다. 항생제는 (항생 물질에 대한 내성이 항생제의 과잉 처방에 의해 초래되었다는 인식이 지금은 폭넓게 있지만) 1940년대와 1950년대 이후 감염증을 치료하는 데 광범위하게 사용되어왔다. 그 때부터 의료 업계에서는 비정상 면역 반응에 기인하는 매우 다양한 질병을 점점 더 많이 알게 되었지만, 주류 의사들 가운데에는 이 두 가지 사실이 서로 연관된 것인지 여부에 의문을 갖는 경우는 거의 없었다. 비정상 반응은 면역 체계가 몸 자체의 조직을 공격할 때 자가 면역의 형태를 띨 수도 있고, 알레르기의 형태를 띠면서 외래 물질에 대한 과잉 반응이 될 수도 있다.

예컨대 건초열은 눈과 비강 막에 들어간 꽃가루에 대한 면역 체계의 과잉 반응이다. 천식도 이런 종류의 원리에 기인하는 것으로 생각된다. 천식은 더욱더 흔해질 뿐만 아니라, 천식의 통제를 위해 점점 더 강한 약을 쓸 수 있게 되는데도, 더 많은 아이와 어른들이 천식으로 죽는다. 면역 체계가 붕괴되는 완전히 새로운 질병으로 보이는 것—후천성 면역 결핍증, 즉 AIDS—도, 그러한 장애를 앓는 점점 더 많은 수의 사람들이 면역 체계를 약화시키는 항생제와 파라세타몰의 광범위하고 무분별한 사용과 연관된 것일 수 있음을 시사하는 것으로 볼 수 있다.

면역 체계의 중심에는 이물질과 몸의 조직을 구별하는 육체의 능력이 있다. 면역 체계는 몸의 조직과 무기질을, 식물과 동물에서 나온 물질을, 그리고 다른 인간에게서 나온 물질을 구별할 수 있어야 하기 때문에, 이 능력은 분자 수준까지 확장된 아주 발달한 정체성 감각이 있어야만 획득될 수 있다. 따라서 당사자 개인에게 특유한 것이다. 아동기 동안에는, 자아가 물질 육체를 자기 것으로 만들기 위한 작업을 하면서 유전된 특징의 혼합체에 자신의 정체성을 새기는 것과 동시에 면역 체계가 성숙한다. 염증성의 아동기 감염증은 개인의 정체성이 육체의 물질 속에 더욱 깊이 새겨지는 특별한 기회를 제공한다. 열병의 온기는, 봉랍을 녹여서 반지에 새긴 도장이 그 소유자를 알아보게 하는 기호로서 봉랍에 찍힐 수 있게 해주는 온기로 비유할 수 있다.

이로써 판단하건대 감염이라는 자연스러운 과정을 억제하는 것은 단기적 이익만큼이나 해로운 결과를 낳게 될 것이다. 아동기의 정상적 질병으로 생각되었던 홍역, 볼거리, 백일해 같은 질병을 인위적으로 예방하는 것도 마찬가지이다. 자아가 아동기 초기 동안 육체를 자기 것으로 만들지 못하게 한다면, 삶의 나머지 기간 동안 외래의 요소가 남아 있게 된다. 몸 안에 남아 있는 외래의 물질과 작용은 노년의 경화와 퇴행성의 질병의 특징이고, 이런 질병의 증가는 면역 체계의 발달에 그와 같이 간섭한 결과로 예상될 수 있는 것이다. 이 연관 관계는 『랜싯(The Lancet)』에 발표된 한 연구에 의해 뒷받침되는 것으로 보이는데, 이 연구에서는 발진을 동반한 홍역을 가진 (즉, 이 질병이 충분히 발달한) 아이들은 발진이 생기지 않은 아이들보다 노년에 암과 퇴행성 관절 질병의 발병률이 더 낮다는 사실을 발견했다.[34] 암, 심장마비와 발작 같은 경화성과 퇴행성의 질병이, 홍역에 대한 백신 접종이 일상적으로 이루어지는 서양 세계에서 사망의 주된 원인인 것은 아마 우연이 아닐 것이다.

인지의학에서는 감염에 대한 육체 스스로의 치유 반응을 자극하고 뒷받침하는 폭넓은 치료법을 제공한다. 예컨대 동종요법으로 조제한 벨라도나 또는 은은 과도한 열을 완전히 억제하지 않고 완화하는 데 사용될 수 있다. 이 요법은 열성경련의 위험이 있는 경우나 열이 아이를 섬망 상태로 만들 때 특히 중요할 수 있다. 종아리와 발에 사용하는 레몬 젖은찜질은 열을 다스리는 데에도 사용할 수 있다. 대다수 감염증에서 아이는 항생제나 열 억제제 없이도 회복된다. 감염이 더 심각하면 항생제가 필요할 수도 있다. 예컨대 세균성 수막염 같은 심한 질병에서는 항생제가 아이의 생명을 구하는 데 필수이다.

가정에서 쓸 수 있는 몇 가지 치료제

다양한 아동기 질병에 관한 상세한 설명을 할 만한 지면의 여유가 없는데, 그중 많은 것이 의학적 치료를 요한다. 하지만 흔히 불만

---

34 토베 뢴네(Tove Rønne), 「발진이 없는 홍역 바이러스 감염이 성년의 질병과 관계가 있다(Measles Virus Infection Without Rash in Childhood Is Related to Disease in Adult Life)」, 『The Lancet』, 2013.5.

이 제기되는 질병을 치료하기 위해 가정 내에서 쓸 수 있는 몇 가지 방법도 있다.[35] 가정 치료법의 예는 의사에 의한 적절한 관리의 대안이 아니다. 14장에서 더 상세한 투약용량과 치료 방법을 소개한다.

젖니가 나는 것은 아이에게 상당한 불편함의 원인이 되는 경향이 있다. 이것은 아기에게 무언가 계속 씹을 수 있는 단단한 것, 그리고 한 티스푼의 물에 녹인 카모마일 D3 알약을 두 시간마다 주어서 대개 완화할 수 있다. 그렇지 않으면, 벨레다(Weleda) 구강 청결제로 잇몸을 마사지해줄 수도 있다.

감기는 벨레다의 페럼 포스 콤프(Ferrum Phos. comp.) 알약으로 치료할 수 있는데, 이것도 역시 아기를 위해 한 티스푼의 물에 녹일 수 있다.[36]

중이염은 종종 아주 고통스럽고 의사의 도움을 받아야 하지만, 대개는 항생제가 필요치 않다. 따뜻한 양파 젖은찜질 헝겊을 귀에 대고, 처방받은 아피스/레비스티쿰(Apis/Levisticum[37]) 같은 약을 투여하면 완화할 수 있다. 젖은찜질 요법을 위해서는, 중간 크기의 양

---

35 미카엘라 글뢰클러와 볼프강 괴벨, 『아동 건강 안내서(A Guide to Child Health)』(4판) (Floris Books, UK, 2013)가 아동기 질병에 관한 상세 설명서로 권장된다.

36 콤프(Comp.)는 콤포지툼(compositum)의 약어이고 혼합물을 뜻한다. 예컨대 페럼 포스 콤프(Ferrum Phos. comp.)는 수많은 성분을 포함하는데, 그중 주된 한 가지가 페럼 포스포리쿰(ferrum phosphoricum, 인산염 철-옮긴이)이다.

37 [역주] Levisticum: 미나리과의 러비지(lovage) 속의 학명이다.

파 한 개를 잘게 썰어 천 안에 넣고 묶거나 접고 뜨거운 물주머니로 덮혀서 귀에 대고 모직 스카프나 방한모로 단단히 고정한다. 아이가 협력할 수 있을 만큼 나이가 들었다면, 머리에서 감염된 쪽을 뜨거운 물주머니에 대어 젖은찜질 헝겊과 귀를 따뜻하게 유지하게 하는 데 도움이 될 수 있다.

인후통은 세이지 차나 벨레다 구강 청결제로 양치질을 하든지, 세이지 캔디 알약을 빨아 먹든지, 또는 진사[38]/황철석[39](Cinnabar/Pyrites) 정제[40]를 복용하여 치료할 수 있다. 다시 말하건대 대부분의 경우에 항생제는 필요치 않다.

교육

어린아이는 자신을 돌보는 일에서 다른 사람들에게, 특히 엄마에게 분명히 아주 의존적이다. 본보기를 보아야 아이는 서고 걷고 말하는 법을 배운다. 아이가 환경에 의존하고 민감한 것은 다른 사람

---

38 [역주] 진사(辰沙/辰砂): 수은으로 이루어진 황화 광물. 육방 정계에 속하며 진한 붉은색을 띠고 다이아몬드 광택이 난다. 흔히 덩어리 모양으로 점판암, 혈암, 석회암 속에서 나며 수은의 원료, 붉은색 안료(顔料), 약재로 쓴다.
39 [역주] 황철석(黃鐵石): 철과 황을 주성분으로 하는 황화 광물. 등축 정계에 속하며, 흔히 덩이 모양이나 알갱이 모양을 이루고, 놋쇠 같은 엷은 누런빛을 띠며 금속광택이 있다.
40 [역주] 이것도 벨레다의 약품을 말한다.

들, 특히 자기 부모의 분위기와 태도에 아주 쉽게 영향받는다는 것을 뜻한다. 아이는 주변 세계에서 감각 인상에 강하게 영향을 받기도 한다. 이 때문에 인지의학 의사는 어린아이를 위한 자연스럽고 미적인 환경의 중요성을 강조한다. 자연의 재료로 만든 단순한 장난감을 가지고 놀면서 아이가 상상력을 펼치는 것도 중요하다. 자연의 재료는 실제 사물을 더 정확하게 본뜨기 때문에, 상상력이 덜 요구되는 합성 물질 장난감보다 아이가 그 재료로 차나 아기를 표현하는 데 능동적으로 참여하도록 돕는다.

의식은 육체에 해체의 효과를 주지만, 이 효과는 잠자는 동안 매우 감소한다. 백일몽과 창의적 놀이와 공상은 완전히 깨어 있는 상태와 잠잘 때 꿈꾸는 상태의 사이에 위치하고, 몸에 이화의 효과를 역시 덜 미친다. 특히 아동기의 최초 7년간은 건강한 발달을 위해 축적과 신진대사의 힘이 우세해야 한다. 6세나 7세 이후에야, 신경계의 발달을 포함한 성장에 관여하는 에테르체가 더 공식적인 교육의 일부인 지적 작업에 관여하는 것을 요구받기 시작한다. 이때까지는 아이들이 창의적 놀이, 빵 굽기 같은 실생활의 활동, 그리고 그림 그리기, 노래하기, 오이리트미 같은 예술 활동에 참여해야 한다. 아이에게 상상의 이야기를 들려주는 것도 유익하다. 이것은 (발도르프 학교로 알려지기도 한) 루돌프 슈타이너 학교에서 채택하는 교육 방법이다. 아이가 준비되기 전에 읽기와 쓰기와 산수를 배우도록 부추겨진다면, 아이의 에테르의 힘이 물질 육체에 형성의 작업을 마치기도 전에 지적 작업을 수행할 것을 요구받게 된다. 이것은 체질을 약화시켜 피로, 집중력 약화, 두통, 감염증 재발 성향, 노년의 퇴행성 질병의 경향을 낳을 수 있다. 시기적절하지 않은 지적 발달은 조숙한 노화 작용을 초래하여 평생 해로운 영향을 끼칠 수 있다.

읽기와 쓰기와 산수와 외국어를 배우기 시작하면, 아이는 예닐곱 살에서 열네 살 무렵까지의 아이에게 가능한 만큼 상상력을 펼치게 해주는 예술적 방식으로 교육을 받아야 한다. 이것은 추상적 사고를 상상력을 동원하는 창의적 활동과 균형이 맞게 하여 추상적 사고의 이화 효과로 인한 과중한 부담을 몸에 주지 않게 하는 데 도움이 된다. 또한 노년에도 여전히 창의력을 가질 수 있어서 명료한 사고 능력뿐만 아니라 발달된 미적 감각도 가진 더 균형 잡힌 사람을 만드는 데에도 도움을 준다. 1920년대에 시작된 이 교육 방법은 전 세계의 슈타이너 발도르프 학교에서 따른다. 사실 기반 학습과 아이가 스스로 알아내는 능동적 참여 학습의 균형을 맞추는 것의 중요성이 공교육에서 인정되어왔음에도, 아이가 더 어릴 때 읽기와 쓰기를 배울수록 더 좋다는 근시안적 확신이 남아 있다.

인지의학 의사는 아이의 자연스러운 발달과 조화를 이루며 이루어지는 교육을 예방의학의 가장 중요한 요소 가운데 하나로 본다. 아동기와 성년기 모두에서 적절한 교육이 건강에 기여할 수 있는 바는 막대하다. 영혼 안에서의 불균형이 어떻게 질병을 낳을 수 있는지는 앞에서 설명했다. 슈타이너 발도르프 학교의 교사는 그러한 경향이 나타나기 시작할 때 그것을 발견하여 조화롭게 변화시키는 방법을 찾는 것을 목표로 삼는다. 지나치게 느리고 몽상을 하는 아이에게는 지적으로 조숙하고 활동 과잉인 아이와는 아주 다른 교육 방법이 필요하다. 가능할 때마다 인지의학 의사는 교사와 함께 일하면서 교사의 일 가운데 예방의학적인 면을 돕는다.

인지의학이 아동기 질병의 치료에 주로 기여하는 바는 아동기를 자아가 물질 육체를 다시 만드는 시기로 보아 얻는 이해에서 나온다. 부모와 의사와 교사는 이 작용을 도와서 아이들의 몸이 자아가 평생 건강하게 유지되는 데 쓰일 수 있는 수단이 되게 할 수 있다. 질병을 앓는 동안 아이 자신의 치유의 힘이 의사의 뒷받침을 받는 방법은 아이의 나머지 생애 동안 영향을 미치는 것을 알 수 있다. 하지만 부모와 교사의 사랑과 지혜로운 돌봄이 의학적 치료보다 훨씬 더 중대한 영향을 아이의 건강에 미친다. 따라서 의사는 아이의 발달상에서 의학적인 면에 관해 부모와 교사에게 조언하는 사람으로서 특별한 역할이 있기도 하다.[41]

---

41 10장 전체의 이해를 위한 참고 문헌: 버나드 리브고드(Bernard Lievegoed), 『아동기의 시기들(Phases of Childhood)』(3판) (Floris Books, UK, 2013). 아동기의 7년 시기 동안 일어나는 육체적이고 심리적인 발달에 관한 상세한 설명.

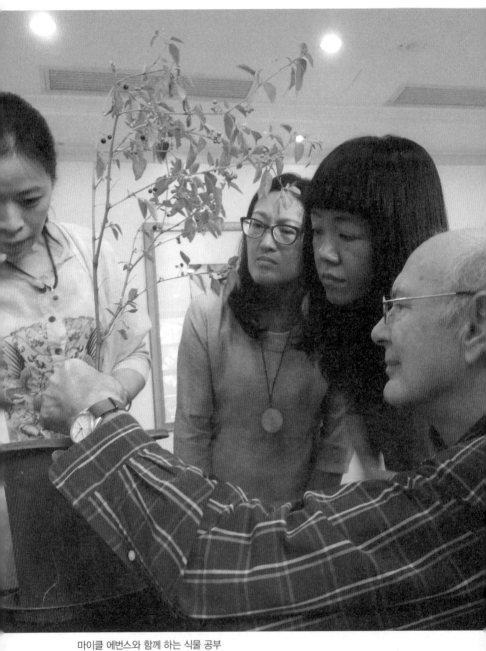

마이클 에번스와 함께 하는 식물 공부

내면의 발달

아동기 동안 이루어지는 성장과 발달은 분명히 보이는데, 육체의 변화가 매우 극적이기 때문에 특히 그러하다. 아주 겉으로 분명히 보이지는 않는다 할지라도, 남은 생애 동안 이 발달 과정은 계속된다. 30세부터 주목할 만한 육체의 쇠퇴가 관찰될 수 있지만, 영혼과 정신에서는 그와 유사한 쇠퇴가 있을 필요가 없다. 개성의 면에서 어느 정도까지 관찰 가능한 우리 내면의 발달은 우리가 성숙함에 따라 점점 더 우리 자신의 손안에 있게 된다. 인지학을 통해 우리는 우리 자신의 내면 발달을 어떻게 책임질지를 더 많이 인식할 수 있게 된다.

발달을 위한 많은 기회가 삶에서 생겨나는데, 그것은 종종 위기나 문제들의 형태로 온다. 이 도전들은 당사자 개인에게 특유한 것이거나, 삶은 우리 모두에게 영향을 미치는 자연스러운 생물학적 변화에 의해 물들여지기도 하기 때문에, 모든 사람에게 흔히 일어날 수 있다. 삶에서 전형적으로 나타나는 특정 시기인, 특정의 정신적이고 심리적인 발달 단계가 있는데, 이 단계들을 이해하면 생겨나는 문제들을 그대로 받아들이는 법을 배우는 데 엄청난 도움을 받을 수 있다.

성년의 주기들

성년 삶의 첫 번째 주기는 대략 21세에서 28세까지의 20대를 관통하는 시기인데, 사춘기 동안 들끓기 시작한 강력한 느낌과 감정에 아주 강하게 영향받는 경향이 있다. 이때는 삶에서 정체성과 방향, 그리고 아마도 삶의 동반자 또한 찾는 때이다. 대개 엄청난 에너지가 있어서 밤을 새우는 파티도 거뜬히 해내고, 배낭을 메고 온 세상을 돌아다니겠다고 마음먹으면서도 두려움을 느끼지 않는다. 이 시기는 일반적으로 사회생활이 시작되고 첫 번째의 자기 집이 마련되는 시기이기도 하다. 올바른 일을 찾고 올바른 동반자를 찾는 과정은 동시에 자기 자신을, 그리고 삶에서 지향할 만한 일련의 가치와 목표를 찾는 과정이다.

대략 28세에서 35세까지의 그다음 주기에는, 삶의 방향이 더욱 분명해지면서 더욱 심각한 태도가 일반적으로 나타난다. 20대에 계획했을 수 있는 삶의 우선 사항들이 이제는 더 중요해진다. 젊음의 활력이 제한되기 시작하고, 20대의 생활방식을 지속하려고 하면 이 시기에는 질병이 종종 생긴다. 극도의 피로, 불안이나 가벼운 우울증이, 삶에서 우선시하는 것들에 대한 인정, 그리고 그것들이 더 진지하게 인정되어야 한다는 깨달음을 강요할 수 있다. 삶이 더는 게임이 아니다. 아마도 직장에서 승진을 준비하고 이루거나, 가정을 건사하는 일을 꿰뚫고 있을 필요도 있다. 특히 이는 종종 있는 일인데, 돌보아야 할 어린아이들이 있다면, 점점 더 바빠지는 생활 속에서 여러 가지 필요한 일 사이에서 균형을 잡을 필요가 있다. 21세에서 28세까지의 시기는 영혼의 정서적인 면의 감수성에 의해 특징지어지기 때문에, 인지학에서는 **감각혼**(sentiment soul)의 시기로 불린다. 28세에서 35세까지의 시기는 지성을 실제로 적용하는 것과 연관되어 **지성혼**(intellectual soul)의 시기로 불린다.

35세에서 42세 무렵에 그다음 주기가 되면, 자기 일에서 요구되는 많은 것들에 익숙해지는 경우가 흔하고, 직장 생활의 목표를 달성할 수도 있다. 하지만 이때는 누그러지지 않는 의심이 종종 고개를 드는 때이다. 그다음 20년이나 25년 동안 똑같은 직장 생활을 계속하는 것이 만족감을 줄지 의구심이 드는 경향이 있고, 오래된 관계들이 진부하게 보일지도 모른다. 삶의 의미에 관한 더욱 깊은 의문이 일어날 수도 있는데, 이는 지금까지의 삶에 대한 더욱 정신적인 평가를 나타낸다. 이러한 의문들은 한 사람의 행위가 미치는 영향의 더 깊은 객관성 및 인식과 연관되어 있고, 영혼의 제삼의 면인 의지와 관계된다. 35세에서 42세까지의 주기는 **의식혼**(consciousness soul)의 시기라 불린다.

육체의 쇠퇴는 42세에서 49세까지 더 분명해지는데, 폐경기의 여성에게서 가장 극적으로 나타난다. 이 시기의 이러한 도전은 더 넓은 요구와 관심에 공명하는 것이다. 예컨대 직장 생활에서 이미 성취한 것 너머를 보는 것 또는 어린 자녀들이 자라서 집을 떠남에 따라 자신의 새로운 역할을 찾는 것 등이 그런 것이다. 타인들의 요구와 관심에 더 많이 공명할수록, 정신의 진보가 더 많이 일어난다. 이러한 개인의 발전이 어느 정도까지는 물질 육체의 쇠퇴에서 내면의 자유를 가져다줄 수 있다.

49세에서 56세까지의 그다음 주기에서는, 이러한 발전이 이루어졌는지 여부에 많은 것이 달리게 되는데, 과거의 성취에 매달리는 것은 불가피하게도 고통스러운 경험을 가져다주기 때문이다. 예컨대 직장에서 이 시기의 사람은 떠오르는 젊은 동료들에게 점점 더 위협감을 느끼는 일이 종종 있다. 어느 모로 보나 나이가 더 든 사람은 경쟁을 두려워해서 젊은 사람들을 저지하려고 하기보다는 그들에게 멘토와 후원자로 행동하는 것이 훨씬 더 좋다.

56세에서 63세 사이에는, 은퇴할 앞날이 어렴풋이 보임에 따라 그 이전 시기의 경험들이 강화된다. 죽음에 대한 생각이 가치와 우선시하는 것들에 대한, 그리고 인생에서 성취한 것에 대한 의문을 품게 한다. 진정한 지혜와 이해를 향해 이전 주기들에서 이룬 진보가, 삶이 가져다준 것을 더 나이 든 사람들이 다루는 방법에 점점 더 영향을 미친다.

63세 이후에는, 그리고 특히 70세 이후에는, 개인의 인생에서 성취된 것이 그 개인의 발전을 위해서보다는 전체 인간을 위해 더 중요성을 갖는다. 나이 든 사람들이 영위하는 삶들 사이의 차이는 아주 현저할 수 있어서, 어떤 사람은 물질 육체의 퇴행에도 불구하고 매우 창의적이고 내면으로는 활동적일 수 있는 반면에, 다른 사람은 내면에서 육체의 쇠퇴에 굴복한다. 다시 한번 말하지만, 이것은 이전 주기들에 성취된 발달과 많은 관계가 있다.

자아의 발달

태어나서 죽을 때까지, 비록 대개는 그 의미를 완전히 알지는 못한다 할지라도, 우리는 모두 내면의 발달 과정을 경험한다. 하루 단위로 우리가 마주하는 상황들은 우리에게 일종의 학교생활처럼 행동할 것을 요구한다. 하지만 역사를 통틀어 내면 발달의 특정한 면에 초점을 맞춘 훈련 방법이 있었고, 그중 몇몇 경우에는 정신의 영역을 직접 지각하는 것으로 이어졌다. 예컨대 고대 이집트에서는 이러한 지식을 가르치는 학교들이 있었다. 한 사람의 스승이 한 사람의 선택된 학생을 영혼의 정화를 목표로 삼는 일련의 매우 힘든 내면의 훈련을 통해 지도했다. 이 훈련은 대개 일상생활에서 물러나 사원 속으로 들어가는 것을 요했고, 대단한 비밀 속에서 이루어졌다. 정신의 지각을 통해 얻은 통찰력은 개인보다는 그 문화 전체를 이롭게 하는 데 대개 사용되었다. 예컨대 경작 방법은 이런 방법으로 발견되고 개선되었다.

내면의 발달을 위한 다양한 형태의 훈련이 특히 종교 수도회에 의해 수 세기에 걸쳐 실행되었다. 중세시대에는 기독교인들이 수도원과 수녀원을 세워 엄격한 서약을 지키면서 철저한 명상 수행을 했다. 그러나 고대 이집트 사원학교 시대와 후기 기독교 수행 시대 사이에 중요한 변화가 일어났다. 진화에 영향을 받은 것은 인간의 육체 형태만이 아니다. 의식 자체도 변화했다. 그리스도 시대 이전에는, 인간의 자아가 내면의 발달을 낳을 수 있을 만큼 충분히 발달하지 않았다. 따라서 고대 이집트의 훈련은 정신의 지각이 궁극적으로 획득되는 방식으로 다른 사람들에 의해 준비된 학생의 완전한 복종을 요구했다.

그리스도 시대 이후에는, 자아가 자아-발달을 낳을 수 있게 되어 사람이 스스로 노력하여 정신의 자각을 성취할 수 있다. 자아 안에서 일어나는 변화에 적합한 내면 훈련의 새로운 과정이 필요해졌다. 이러한 새로운 길은 그리스도의 삶과 가르침에 내재하는 것이지만, 인류가 진화함에 따라서, 그가 한(His) 일들은 인간의 의식이 그 시대에 접근할 수 있는 형태로 해석되어야 한다. 지금 시대에 적합한 훈련의 형태가 인지학 안에 들어 있다. 이와 관련된 상세한 설명은 이 책의 범위를 넘어선 것이지만, 관심이 있는 독자는 슈타이너의 『고차 세계의 인식으로 가는 길(Knowledge of the Higher Worlds)』에서 전면적인 설명을 찾을 수 있을 것이다. 이 책에서 말하는 정신 발달의 종류에는 타인들에 대한 더 큰 공감, 더 큰 자아 지식, 사고의 명료함, 평정심, 태도와 행동에서의 결단력과 일관성, 열린 마음 자세가 포함된다. 슈타이너는 이 책의 '부수적 연습'이라는 이름의 절에서 이 능력들을 강화하기 위한 일련의 규칙적 과제를 설명한다. 내면 훈련의 안내는 인지학협회 안에 있는 정신과학학교가 제공하기도 한다.

고대에는 이 훈련이 선택된 소수에 의해 매우 비밀스럽게 행해졌고, 학생은 수동적 역할을 했다. 오늘날에는 내면의 훈련을 시도하는 동기가, 스스로 결정을 내리고 자신의 내면 발달을 책임지는 학생 자신에게서 나오는 것이 필수이다. 학생은 언제나 자신의 자유를 가지며 무슨 일이 있어도 스승의 의지에 복종하지 않는다. 인지학의 훈련은 누구에게나 열려 있고 일상생활에서 물러날 것을 요구하지 않는다. 그와는 반대로, 그 훈련이 일상생활에 더 깊이 관여하는 것으로 이어지기를 희망한다.

이러한 훈련을 시도하는 사람은 직접적인 정신적 지각에 관해 어떤 환상의 지배도 받아서는 안 되는데, 그러한 지각에는 아주 진전된 단계에서만 완전히 이를 수 있기 때문이다. 정신적 지각의 첫 번째 단계는 에테르체의 세계, 형성력의 영역을 의식하는 것이다. 이것이 더 발전하면 아스트랄의 세계, 즉 영혼의 세계를 직접 지각하는 것으로 이어진다. 세 번째 단계는 자아의 세계 그 자체를 의식하는 것이다. 물질세계와 정신세계의 의식 사이의 장애물은 문지방 (threshold)으로 보일 수 있다. 우리의 의식이 물질세계로 들어오고 떠나는 때인 탄생과 사망 시에 이것을 지나가게 된다.

모든 사람이 정신적 지각을 위한 후천적 기관들을 지니고 있고, 그 기관들의 발달은 의식을 잃지 않으면서도 사는 동안 이 문지방을 지나가는 것을 가능하게 하는 데 필요한 내면 강화를 요한다. 이 문지방과 이것을 지나갈 수 있는 방법, 그리고 준비하지 않은 채 이것을 지나갈 때의 결과에 관한 지식이 인지의학 의사에게는 필수이다. 이것은 불안, 중독, 반사회적 행동 같은, 오늘날의 문화에서 점점 더 분명해지는 여러 정신 증상과 그 밖의 행동 장애를 이해할 수 있게 해준다. 인지의학 의사는 물론 이러한 내면 발달의 일부 지식을 가지고 있을 뿐만 아니라 그것을 실행하기도 해야 한다.[42]

---

42 11장 전체의 이해를 위한 참고 문헌: 버나드 리브고드, 『인생의 주기들: 개인의 위기와 발달(Phases: Crisis and Development in the Individual)』 (Rudolf Steiner Press, UK, 1977). 아동기부터 노년기까지 인생의 여러 7년 주기들의 도전 과제에 관해 한 네덜란드 정신과 의사가 쓴 책.
버나드 리브고드, 『문지방 위의 인간(Man on the Threshold)』 (Hawthorn Press, UK, 1985). 물질세계와 정신세계 사이의 의식의 문지방에 관한 상세한 설명.
루돌프 슈타이너, 『고차 세계의 인식으로 가는 길(Knowledge of Higher Worlds)』 (Rudolf Steiner Press, UK, 2011).

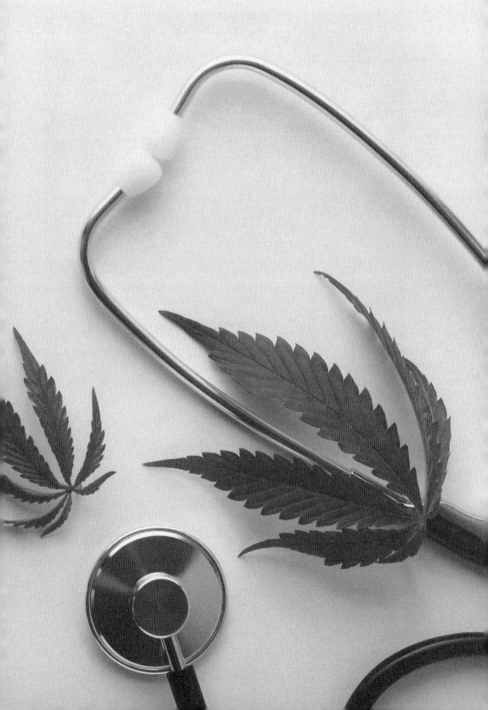

Healing for Body, Soul and Spirit

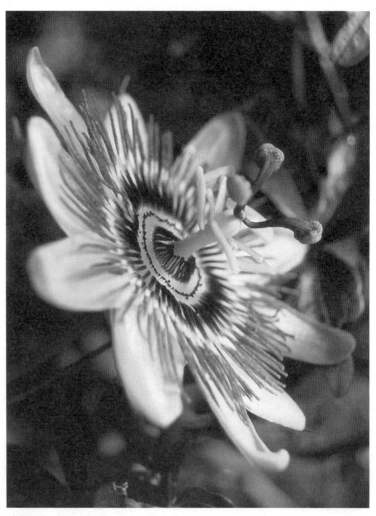

시계꽃

정신의학

인지의학 의사는 육체의 증상을 넘어서 자아와 아스트랄체가 질병을 일으키는 데 어떻게 관여하는지를 보고, 치료할 때 이 사항들을 고려한다. 정신 질환에서는 그 반대가 맞다. 즉, 정신과 감정상의 증상의 원인을 육체와 에테르체에서 찾는 것이다. 의사들에게 하는 최초의 강좌에서 루돌프 슈타이너는 이 도전적 철학을 제안하면서, 정신요법은 육체의 질병을 치료할 때 사용하면 가장 유용할 수 있고 정신 질환은 일반적으로 의학적 치료가 필요하다고 주장했다.

정신의 영역을 직접 지각할 수 있게 해주는 더 높은 형태의 의식을 발달시키는 것이 어떻게 가능한지를 보았다. 첫 번째 단계는 에테르의 세계, 즉 형성하는 생명력의 세계를 지각하는 것이다. 이 강력한 정신의 힘은 물질 육체의 구축과 갱신, 물질의 변형에 관여하는 끊임없는 과정을 추동한다. 우리의 통상적인 육체의 의식에서는 우리가 이 에테르의 작용을 직접 지각하지 못하지만, 그 작용이 에테르의 의식을 가지고 의식되면 그 인상은 육체의 지각보다 더 강력하고 실재에 관한 더 큰 감각을 준다. 이것은 정신 질환을 앓는 환자 경험의 특징으로 때때로 발견된다. 특히 일부 조현병 환자는 자신의 환각과 망상이 육체의 감각 인상보다 더 강력하다는 것을 알게 된다.

인지의학 의사는 그러한 경험과 정신의 지각 사이의 관계를 보지만, 조현병 환자의 경험을 병적인 것으로 간주한다. 정신의 영역을 직접 지각하는 능력을 발달시킨 사람은 그렇게 지각한 것을 자기 의지대로 차단하고 물질세계에만 집중할 수 있는 내면의 힘이 있다. 조현병을 앓는 환자는 그 경험에 압도되는 경향이 있고 물질세계와 정상적으로 관계 맺을 수 없는 일이 종종 있어서 두 세계, 즉 문지방의 양 측면의 의식이 대개 혼동된다.

주류 정신의학에서는 정신 질환에 정신병과 신경증이 포함되고, 정신병을 더 심각하게 보는 경향이 있다. 조현병과 조울병은 정신병의 예로, 환자가 질병을 의식하지 못할지라도 망상과 사고 장애를 종종 수반한다. 다른 한편, 신경증에는 불안, 특정 형태의 우울증과 강박적이고 상습적이며 공포증이 있는 문제가 포함된다. 이것은 환자에게는 매우 혼란스럽고 불쾌한 경험이지만, 일반적으로는 환자의 사고력과 이해력을 다소간 손상되지 않은 채로 남겨둔다. 신경증 환자는 이 문제를 의식하기 때문에 정신병이 있는 사람보다도 더 그것을 걱정할 수 있다.

조현병

　조현병의 두 가지 주요 증상은 망상과 환청이다. 조현병 환자의 전형적 망상은 그들의 생각과 느낌이 외부 세계에 직접 영향을 미친다는 점이다. 예건대 어떤 환자는 화가 나는 것을 느끼고 나서, 사람들이 기차 사고로 죽었다는 뉴스를 듣고는 화가 난 느낌이 그 기차 사고를 초래했다고 확신하게 된다. 그렇지 않으면, 조현병 환자는 자신의 생각이 자기 외부의 작용에 의해 초래된다고 느낄 수도 있다. 예컨대 근처의 건물 안에 있는 기계 장치가 자신에게 특정한 사고를 하게 만든다고 믿거나, 다른 사람들이 자신의 머리에 생각을 주입한다고 믿는다. 전형적 망상의 또 다른 예는, 예컨대 자신이 신문에서 읽은 무언가가 다른 모든 사람에게는 아무런 연관성이 없다는 사실이 분명한데도 자신을 지칭한다고 믿는 것이다. 이러한 증상은 편집증적 망상으로 알려진 것과 연관되는데, 이때 환자는 다른 사람들이 은밀히 자신에 관해 대개는 부정적으로 말하고, 아마도 자신에게 무언가 위해를 가하려 한다고 확신한다.

　환청은 대개 그곳에 있지 않은 누군가가 환자에 관해 이야기하는 것을 듣는 형태를 취한다. 보통 그 목소리는 환자에 관한 불쾌한 말을 하고, 심지어 자해를 부추기기도 한다. 정신과 의사는 목소리를 듣는 것을 환자가 자신의 생각을 마치 다른 사람들의 생각인 것처럼 경험하는 것의 암시로 대개 해석한다. 보통 우리는 독립된 생각을 하면서 외부 세계에서 완전히 독립되어 있다고 느낀다. 우리는 우리와 나머지 세계 사이의 경계를 경험하는데, 이것이 우리의 사고를 외부의 원인에서, 그리고 세계를 우리의 직접적인 정신적 영향에서 자유롭게 한다. 위에서 설명한 증상들을 통해 볼 때, 조현병에서는 이 경계가 파괴되는 것이 분명하다.

자신의 생각이 다른 사람들의 생각인 것처럼 경험하는 것은 내면과 외부 사이의 경계가 이동해서 생각을 외부에 남겨놓는 것과 같은 것이다. 이때 사고 작용은 외부 물질세계의 인과 법칙에 장악되는 것처럼 보이고 정상의 정체성 감각이 상실된다. 4장에서 설명한 것처럼, 자아의식, 자유로운 의지, 반성적 사고와 정체성 감각은 인간 정신의 특징들이다. 정신 그 자체는 영구적이며 병들 수 없지만, 조현병에서 발생하는 정체성과 자유로운 사고의 상실은, 질병이 어떻게 환자의 내면 핵심에 곧바로 도달하고, 정신이 아스트랄체와 에테르체와 물질 육체와 결합하는 것을 왜곡하는지를 보여준다.

물질 육체를 만들고 끊임없이 유지하는 에테르체는 분명히 물질의 영역 속으로 작용을 한다. 앞에서 보았듯이, 감각기관들과 신경계는 일단 충분히 형성되면 이 생명력의 완전한 활동이 필요하지 않기 때문에, 이때 방출되는 것은 사고 활동에 사용된다. 하지만 육체의 다른 체계, 특히 신진대사의 영역에서는 기관들 속에서 물질을 변형시키면서 계속 활동할 필요가 있다. 생명력은 인간이 죽을 때까지 신진대사 기관과 리듬 기관 안에서 이 활동을 해야 한다. 환각과 주요 정신 질환의 그 밖의 증상은 이 활동이 붕괴할 때, 즉 신진대사 체계와 리듬 체계의 기관 가운데 하나의 활동에 충분히 종사해야 하는 생명력이 자유로워져서 사고 활동을 침범할 때 발생한다.

자유로운 사고를 가능하게 하는, 신경−감각 체계의 기관에서 방출되는 힘과는 다르게, 신진대사 체계와 리듬 체계에서 나오는 생명력은 정신의 작용을 압도하는 힘을 지닌다. 이 힘이 만들어내는 환영은 물질세계의 감각 인상보다 더 진짜처럼 보일 수 있어서 외부의 물질적 사건으로부터 내면의 자아가 정상적이고 건강하게 분리되지 못한다. 따라서 신진대사 체계와 리듬 체계의 기관 안에서 에테르체와 물질 육체의 관계는 그러한 정신 증상이 나타날 때 보아야 한다. 고열과 연관된 물질적 변화가 의식 속에서 유사한 변화를 낳을 수 있다 할지라도, 대개는 실제의 물질적 변화보다 기관에서의 에테르체 활동의 변화가 질병에 책임이 있다. 일부 환각제의 독성 효과가 그렇게 할 수도 있고, 이러한 약의 사용이 조현병을 감소시킬 수도 있다.

급성 조현병

조현병의 증상은, 환각제 사용자가 그런 것처럼 환자가 그 증상에 애착을 갖게 되는 일이 이따금 있다 할지라도, 대개는 불쾌하고 아주 혼란스럽게 만든다. 환자는 자신의 자유와 정체성을 잃고 극단적 상황에서는 자신의 행동에 더는 완전히 책임지지 못할 정도로 환각에 압도당한다. 환자가 스스로를 돌보지 못하면, 정신과 의사는 환자가 더 정상적인 생활로 돌아갈 만큼 충분히 회복될 때까지 환자를 책임져야 한다. 환자가 자신이나 타인을 위험에 빠뜨리는 것으로 보인다면, 이것은 강제적 입원과 치료의 필요를 평가하는 기초이다.

급성 조현병은 최소한 우선은 심리학적 형태의 치료보다 의학적 치료에 강조점을 둘 필요를 보여준다. 급성 발병 동안 상담이나 심리 치료의 가치는 대개 아주 제한되고, 환자가 어느 정도까지 이해받고 도움을 받는다고 느끼도록 돕는 일을 하는 것에 지나지 않는다. 망상을 분석하거나 그 망상이 진짜가 아님을 보여주려 하는 것은 대개 소용없는 일이고 더욱 혼란을 초래할 뿐이다. 이러한 상황에서 인지의학의 치료에서는 다양한 약을 제공할 수 있는데, 이것은 생명력을 생명력이 충분히 활동해야 하는 기관과 연결하는 데 도움을 준다. 예컨대 안티몬이 이러한 효과가 있어서 의사가 선택한 동종요법 효능의 주사로 환자에게 줄 수 있다. 적어도 제한된 기간 동안은 주류 의학의 정신과 약을 사용하는 것이 종종 필요하다. 초기 치료 이후에는 오이리트미 치료와 조각 치료 같은 예술 치료법을 사용하는데, 이것은 환자를 진정시켜서 생명력이 적절한 기관과 재결합하는 데 도움을 준다.

급성 발병 동안 환자는 극적 경험을 할 수 있고, 매우 흥분된 상태에 있는 것이 무리가 아니다. 하지만 심한 형태의 조현병을 몇 년 동안 앓은 사람은 의욕이 거의 없이 '기가 죽은' 정서 상태로 종종 있게 된다. 이것은 극적 증상을 만들어낸 생명력이 소진되어 더는 쓸 수가 없어서 환자의 정서적·정신적 활력이 고갈되어버린 것과 같다. 이러한 환자는 '다 타버린 조현병 환자'로 불리곤 했다. 처음에 치료에서 강조되는 것은 의학적인 것이라 할지라도, 예술 치유법이 잿빛으로 칙칙해진 환자의 내면생활에 다시 색채를 가져다주어 이 단계를 치료하는 데 유용한 도움을 줄 수 있다. 급성 발병 이후에도, 환자기 무슨 일을 겪있는지 이야기를 나누고, 그것을 통해 환자가 질병의 본질에 관해, 그리고 더는 발병이 일어나지 않게 하기 위해 환자 스스로 무엇을 할 수 있는지에 관해 어떤 통찰을 얻도록 도움을 주는 것은 종종 가치 있는 일이다.

물질 육체가 다양한 기관으로 이루어져 있는 것과 마찬가지로, 에테르체는 다양한 부분으로 분화되고 이것들은 육체 기관과 밀접히 연결된다. 정신 질환의 여러 가지 특징은 그 질환과 연관된 기관을 알아보는 데 쓰일 수 있는데, 그 특징이 그 기관과 연결된 에테르의 힘을 가리키기 때문이다. 슈타이너는 리듬 체계에서 심장과 폐를 보았고, 신진대사 체계에서 간과 신장을 보았는데, 이 네 기관이 주로 정신 질환에 관여하기 때문이다.

자아와 아스트랄체와 에테르체는 육체의 모든 기관에서 활동하지만, 이들의 상대적 활동 내용은 기관에 따라 서로 다르다. 자아는 주로 온기(불의 요소)를 통해, 아스트랄체는 기체(공기)를 통해, 에테르체는 액체(물)를 통해, 그리고 물질 육체는 고체(흙)를 통해 표현된다는 것은 이미 설명했다. 그러므로, 말하자면 특히 어떤 기관이 물의 요소와 연관된 특징들을 지니고 있다면, 이것은 그 기관에서 에테르의 활동이 우세하다는 것을 가리킨다.

우울증과 간

예컨대 간은 두드러진 유동성을 지니는데, 이것은 간이 에테르체의 중심임을 여실히 보여주는 것이다. 간 자체가 반액체이고, 그 모양은 주변 구조에 좌우되며, 간을 관통해서 여러 가지 액체가 끊임없이 흘러간다. 피를 나르는 동맥과 정맥, 그리고 림프와 담즙의 경로가 있다. 몸에서 (이산화탄소가 풍부하고 산소는 적은 피를 나르는) 정맥이 드나드는 단 두 개의 기관 가운데 하나이기도 하다. 이러한 농도의 이산화탄소와 낮은 수준의 산소는 식물의 성장과 연관된 것이다. 식물은 이산화탄소를 사용해서 당분을 만들어 녹말로 저장하는데, 몸에서 ─동물성 녹말이라고도 알려진 글리코겐 형태의─ 당분의 주된 저장고가 바로 간이다. 식물과 마찬가지로, 간은 광범위한 목록의 생화학 작용을 하면서 축적과 신진대사 활동의 지배를 받는다. 독을 중화하는 역할을 하면서도 간은 독이 안전하게 배설될 수 있도록 어떤 물질을 (대개는 당분을) 독에 추가하여, 신진대사 작용에서라면 독을 분해해버리는 것과는 달리, 일반적으로 그 독을 해롭지 않게 만든다.

담낭에서 담즙을 만들고 모으는 것은 간의 주된 동화작용에 대해 아주 뚜렷한 예외이다. 담즙은 혈액 색소인 헤모글로빈의 분해 작용으로 만들어지고 나서, 몸에 흡수되기에 앞서 지방을 유화하여 소화하는 데 쓰인다. 이러한 이화작용은 자아의 불의 요소, 불의 활동과 관계된다(이렇게 흡수된 지방은 몸 안의 모든 물질 가운데 가장 높은 열량을 지니고 있어서 **응축된 열**이라고 설명할 수 있다). 그렇기는 하지만, 간은 그 두드러지는 재생 능력으로 입증되듯이 몸에서 동화작용과 생명력의 중심이다. 간의 4분의 3을 떼어내도 남은 4분이 1이 간 전체의 임무에 적응할 수 있고, 때가 되면 완전한 크기로 다시 자라날 수 있다.

건강은 강한 축적의 힘뿐만 아니라 동화작용과 이화작용 사이의 균형을 표현하는 것이기도 하다. 동화작용의 과도함에서 생기는 병리적 위험은, 몸이 사용하기 위해 분해할 수 있는 것보다 더 많은 물질을 축적하는 결과를 낳는다는 점이다. 자아와 아스트랄체의 이화 작용 활동에 의해 제지되지 않는다면, 간에서의 동화작용은 흙의 요소와 더 유사한 어떤 무거움을 초래할 수 있다. 매우 파악하기 힘든 수준에서는 이것이 우울증의 토대가 되는데, 이렇게 되면 무거운 게으름이 간의 **물의** 작용 속으로 들어간다. 간에서 어떤 측정 가능한 변화나 물질적 간 질환이 반드시 있지는 않을 것이다. 물질 기관보다는 에테르로서의 간 안에서 변화가 생긴다. 하지만 간염 같은 심한 간 질환에는 종종 우울증이 뒤따른다.

잠자는 동안의 재생 시간 동안, 아침 3시쯤까지는, 간이 분해하는 것보다 많은 당분을 글리코겐 형태로 저장한다. 3시 이후로는 글리코겐을 분해하는 쪽에 유리하도록 균형이 다시 이동하여 하루 동안 육체의 활동을 위해 근육에 사용될 수 있는 포도당을 만든다. 많은 우울증 환자가 잠에서 깨어 심한 정신적 고통과 초조를 겪는 것이 이때쯤이고, 다시 잠들지 못하는 일이 종종 있다. 주류 의학에서 성공적이라고 보는 우울증 치료의 많은 경우에 몸의 이화작용을 강화하는 것이 포함된다는 점이 흥미롭다. 예컨대 대부분의 항우울제는 이화작용을 하는 아민[43]을 자극하는 효과를 지닌다. 같은 맥락에서, 적어도 일시적으로 잠을 자지 못하게 하는 것이, 축적작용이 과도해지는 것을 멈추어 우울증을 완화한다. 이와 마찬가지로, 근육에 있는 포도당의 연소를 증가시키는 아주 격렬한 운동도 우울증을 완화할 수 있다.

간이 지닌 다른 면인 담즙의 생산은 조증이라는 정반대의 정신 상태와 연관된다. 이것은 우울증보다는 덜 일반적이지만, 우울증이 생기면 종종 우울증에 뒤이어 나타난다. 우울증 환자가 무겁게 짓눌리고 의욕이 없고 움직임이 없는 반면에, 조증 환자는 내면이 가볍고 의욕과 과잉 행동으로 어쩔 줄 모른다. 삶에 경계가 없는 것으

---

43 [역주] 아민(amine): 암모니아의 수소 원자를 알킬기 따위의 탄화수소기로 치환한 유기 화합물을 통틀어 이르는 말. 치환된 수소 원자의 수에 따라 1차 아민, 2차 아민, 3차 아민 따위로 나뉘며, 치환기의 종류에 따라 지방족, 방향족 따위로 나뉜다. 단백질의 분해에 의해 생기는 경우도 있으며, 일반적으로 염기성을 나타내며, 산과 작용해서 염을 만든다.

로 보이는 것이다. 우울증 환자에게는 사고의 정상적 흐름이 게을러지고, 조증 환자에게서는 가속화된다. 우울증 환자의 기분은 고인 물과 같고, 조증 환자의 기분은 과열된 물과 같다.

강박증과 폐

강박증 질병은 환자의 생활을 지배하는 고정된 생각이나 되풀이되는 행동에 특징이 있다. 일반적으로 이러한 강박증 사고는 더러운 것과 연관된다. 예컨대 무언가를 만지고 난 뒤에 손이 틀림없이 더러울 것이고 병이 누군가에게 옮겨질지도 모른다는 생각은 끊임없이 손을 씻는 강박 충동으로 이어질 수 있다. 종종 이런 생각은 전혀 근거가 없지만 터무니없이 과장된다. 대부분 환자는 그 생각이 어처구니없다는 것을 알지만, 마치 그 생각 자체가 단단한 무언가로 되어 분해될 수 없는 것처럼, 그것에서 스스로 자유로워질 수 없다. 그 생각이 고정되어 환자가 그것에서 빠져나올 수 없다는 것은, 흙의 요소의 고체성이 그러한 상황에서 표현되는 것임을 암시한다.

흙의 요소가, 공기의 요소와 연결되는 것이 자연스러워 보일 폐와 특별한 관계를 지니고 있다는 점이 처음에는 있을 법하지 않은 사실로 보일지도 모른다. 하지만 이 기관에 공기가 들어 있다 할지라도, 그 구조에서 우리는 후두에 있는 굳은 물렁뼈와 기도를 형성하는 물렁뼈의 고리들을 보게 된다. 폐 속으로 들이마신 공기는 가장 얇은 조직들에 의해 피에서 분리된다. 이 경우에 폐는 물질적(흙) 환경이 실제로 몸의 내부와 접촉하는 단 하나의 기관이다. 안으로 들이마신 공기는 폐를 식히는 효과가 있어서 폐를 몸의 다른 대부분보다 낮은 온도로 유지해주는데, 이렇게 시원하게 해주는 특질은 흙의 요소의 특징이기도 하다. 심장과 마찬가지로 폐는 끊임없이 움직이는 상태에 있지만, 심장과 달리 그 움직임은 수동적이다. 숨을 들이마시는 것은 흉곽이 넓어지고 횡격막이 납작해지면서 이루어지는데, 이때 폐의 탄력섬유가 폐로 하여금 수동적으로 수축해서 다시 숨을 내쉬게 한다.

많은 질병이 폐가 광물 세계와 특정한 관계가 있고 이 때문에 경화 작용이 일어나기 쉽다는 것을 보여준다. 이런 질병에는 규소가 포함된 돌가루를 들이마셔서 생기는 규폐증, 그리고 광부들의 폐 질환인 진폐증이 있다. 폐의 경화에는 재발성 기관지염이나, 석회화된 부분을 만들어내는 폐결핵 같은 장기적 감염증이 종종 수반된다. 폐는 영혼과 흙의 요소 사이의 건강한 관계를 만드는 데 핵심이다. 과도한 광물질의 영향이 영혼에 미치면 강박적 생각과 태도가 단단히 자리 잡는 반면에, 그것이 부족하면 공상 속에서 날아다니면서 **지상으로 내려오기**보다 **구름 속으로 올라가기** 경향이 생긴다. 폐결핵은 후자의 증상을 낳을 수 있다. 폐결핵이 더 흔했던 시절에 폐결핵을 전문으로 했던 병원들은 도취의 분위기로 알려졌는데, 이 질병은 재능 있는 예술가들에게 흔한 병이었다.

파크 애트우드 클리닉에서 강박증 질환으로 치료를 받던 한 환자는 10대 후반에 처음 증상이 생겼던 46세의 남자였다. 그는 몸이 노화된다는 강박관념에 사로잡혀 있었고, 이가 썩을지 모른다는 두려움에 이를 몇 시간이고 습관적으로 닦곤 했다. 이에 대한 그의 강박증은 자기 몸이 노화되어 퇴화하기 시작한다는 일반적 두려움의 일부였다. 그는 몇 년 동안 심리분석을 받았고, 이 증상들이 의미하는 바와 그가 그 문제를 안게 된 이유에 관해 마침내 자신의 이론을 논할 수 있었지만, 이것이 그가 그 문제를 더 잘 다루게 해주지는 않는 것으로 보였다. 그는 10대와 20대 때 재밌는 일을 해본 적도, 스스로 원하는 대로 행동해본 적도 없었다고 느꼈고 잃어버린 시간을 보상받는 게 중대한 문제라고 생각했는데, 그 방법을 젊은 여성들과의 정사에서 찾으려 했다. 그러나 매력적인 젊은 여성들 앞에서 그는 스스로가 매우 불안하고 내성적으로 된다는 것을 알게 되었다. 강박증 행동에서 아주 전형적이지는 않은 그의 증상들에서 두드러진 특징은, 다른 사람들 앞에서 이를 닦거나 무엇을 먹는 것과 같은 행동을 할 때 꼼짝 못 하고 얼어붙게 되어 그것을 계속할 수 없게 된다는 점이었다. 이러한 내향적 상태에 있을 때 그는 한 번에 하루 동안 침대에 틀어박혀 있곤 하는 일이 종종 있었다.

그는 큰 머리에 아주 여위고 뼈가 앙상하게 드러난 모습의 마른 사람이었다. 피부는 창백하고 주름져 있었고, 체온은 섭씨 35.5도(화씨 95.5도) 이하일 때가 종종 있었다. 아주 냉소적이었고 결국에 가서는 자기 문제에 관해 이야기하는 습성을 가지고 있었다. 냉기, 창백함, 과도한 지적 태도, 큰 머리와 조로는 신경-감각 극의 지배적 활동성을 강하게 가리키며, 자발성과 성적 만남에 대한 욕망은 이것을 보상하기 위한 시도로 볼 수 있었다.

이러한 상을 염두에 둔 채, 치료의 목표는 부동성과 냉기에 대응하는 움직임과 온기를 그의 영혼 속에 가져다주는 것이었다. 처음에는 아주 적은 상담이나 심리요법이 있었고 강조점은 물리치료와 예술 치유에 놓였다. 그는 폐에 또는 리듬 체계 전반에 특정한 관계가 있는 여러 가지 약, 그리고 오이리트미 치유와 그림 그리기 치유를 받았다. 뿌리가 깊은 냉기에 대해서는 겨우살이류 치료(13장을 보라)와 발열 목욕(8장을 보라) 치료를 받았는데, 이 두 가지를 결합한 치료가 극적 효과를 나타냈다. 목욕 직후에 홍조를 띠고 나타났을 때 그는 태도상에서 확실히 덜 굳어 있었고, 사람들과의 접촉에서도 더 긴장이 풀리고 자연스러워졌다. 그는 자신의 발과 손이 대체로 더 따뜻하고 체온이 섭씨 36도(화씨 97도)쯤으로 오른 것을 알게 됐다. 강박증 질환은 사라지지 않았지만, 덜 잦아지고 덜 심해졌다. 처음에는 그림 그리기 치유를 하는 것을 아주 힘들어했지만, 강박증 문제에서 매우 자유로워졌고, 치료 과정을 되돌아보기도 하면서 약과 목욕이 특히 효험이 있었다는 것을 느꼈다.

불안과 신장

공기의 요소, 그리고 아스트랄체와 특별한 관계가 있는 기관이 신장이다. 신장의 외부 층에는 오줌을 만드는 작용을 시작하는, 사구체라 불리는 미세한 컵 모양의 구조들이 있다. 이 구조들은, 풍부한 산소를 머금은 피가 동맥으로 공급되는 것이 이것들을 통해 이루어질 뿐만 아니라, 산소가 풍부한 피가 작은 동맥을 통해 다시 이것들을 떠난다는 데에 특징이 있다. 동맥을 통한 이러한 이중의 연결은 간에서 보는 이중의 정맥 연결과 정반대이다. 정맥의 피는 상대적으로 낮은 압력을 지니고 더 느리게 움직인다. 그 피는 이산화탄소가 풍부하기도 한데, 이것은 그 피가 에테르체와 식물의 영역과 연관됨을 나타낸다. 동맥에서 공급되는 피는 강력한 맥박을 지니고 당분 연소에 필요한 산소가 많은데, 이는 그 피가 아스트랄체와 동물의 영역과 연관됨을 보여준다. 이러한 연관성은 신장에서 만들어지는 두 가지 호르몬, 즉 에리스로포이에틴(erythropoietin)과 레닌(renin)의 효과에 의해 강화된다. 전자는 피가 산소를 나르는 능력을 증가시키고, 레닌은 동맥의 혈압을 유지하는 것으로 생각되는 앤지오텐신의 생산을 촉진한다. 신장 기능은 유지되는 특정 혈압에 달려 있기 때문에, 신부전은 장기적 충격의 경우처럼 그 혈압이 최소치 이하로 떨어질 때의 결과 가운데 하나이다.

신장과 아스트랄체와의, 그리고 정신 질환과의 강한 관계는, 신장에 자리 잡는 부신이 중요해질 때 훨씬 더 분명하게 보인다. 부신의 중심 부분은 신경조직에서 분리된 세포들로 이루어진다. 이 세포들은 스트레스가 있을 때 아드레날린을 만들어내어, 고동치는 심장, 몸의 말초 기관들에서의 떨림과 냉기 같은 여러 가지 두려움의 증상들을 낳는다. 부신의 외부에서는 스테로이드를 만들어내는데, 스테로이드의 일부 기능은 육체가 과도한 스트레스 반응을 하지 않도록 해주는 것으로 보인다는 점에서 스트레스와도 관계가 있다. 성호르몬은 스테로이드와 화학적으로 관계되고, 생식기관은 그 자체가 발생학적으로 신장 체계와 관계된다. 인지학적 신장 개념은 물질 기관을 훨씬 넘어선 것으로, 신장, 부신, 그리고 어느 정도까지는 생식기와도 연관된 정신 활동을 포함한다. 이와 마찬가지로, 간의 개념은 육체 안에서의 동화작용 전체를 아우르는 것인데, 이것은 간에 집중되지만 간이라는 물질 기관에 제한된 것이 전혀 아니다.

신장이 아스트랄체와 연관된다는 생각은, 환자가 심한 불안과 흥분 증상을 보일 때 떠오르게 된다. 본질적으로 정신 질환인 불안은 아주 흔한 장애로서 종종 우울증의 성격을 띠며 조현병의 요소로 발견된다. 4장에서 설명한 30대 중반의 환자는 우울증을 앓았고 뚜렷한 불안 증상을 지니고 있었다. 잠자는 데 큰 어려움을 겪었고 하반신이 극도로 차가웠다. 신장을 특히 염두에 두면서, 구리 연고를 신장 부위에 발라주었고 동종요법으로 조제한 천연 산화구리, 즉 큐프라이트[44] D6를 입으로 넣어주었다.[45] 냉기를 다스리기 위해 겨자 족욕과, 라벤더와 아르니카를 넣은 기름 분산 목욕도 했다. 생식

---

44 [역주] 큐프라이트(Cuprite): 적동석(赤銅石).

45 인지의학에서는 특정 금속이 특정 기관과 관계된다고 생각한다. 예컨대 구리는 신장과, 주석은 간과, 은은 생식기와 연관된다. 자세한 것은 빌헬름 펠리칸, 『금속의 비밀(The Secrets of Metals)』 (Lindisfarne Books, USA, 1973).

기를 강화하기 위해 메노로돈(Menorodon)이라 불리는 약초 혼합물(14장을 보라)을 복용하고 아르젠타이트[46] D10(은광) 피부밑 주사를 맞았다. 우울증은 간 치료제인 스탄툼 페르 타락시쿰(Stannum per Taraxicum, 민들레를 사용하여 효능화한 주석)으로 치료받았다.

처음에는 불안이 아주 극심해서 한동안 주류 의학의 진정제가 필요하기도 했지만, 주된 강조점은 이러한 의학적 치료에 두어졌다. 나중에 오이리트미와 그림 그리기 같은 치유법으로 나아갔다. 후자에서는, 일련의 해넘이와 밤하늘과 다양한 단계의 해돋이 그림을 그리면서 아주 높은 치유 효과를 발견하는 경험을 했다. 빛에서 어둠으로 옮아가는 그림을 그리면서 자신에 관한 고정된 생각을 놓아버리는 경험을 할 수 있었다. 해돋이의 단계들을 통해 빛이 점차 되돌아오는 그림을 그리는 것은 정체성과 자기 가치의 감각을 점차 높여주었다. 심한 불안과 우울증에서 회복된 것은 이 여성의 삶에서 중요한 전환점임이 증명되었다.

격노, 죄책감과 심장

아스트랄체가 신장과 연관성이 있는 것과 마찬가지로, 자아는 심장과 연관되어 있다. 자아는, 예컨대 본능의 충동이 개인의 이상과

---

46 [역주] 아르젠타이트(Argentite): 휘은석(輝銀石).

양립할 수 없다는 것을 알게 될 때 내면의 갈등을 해결해야 하는 경우가 종종 있다. 이런 의미에서 자아는 영혼 안의 반대되는 요소들, 즉 무의식적인 신진대사 극과 연관된 본능의 충동, 그리고 의식적인 머리 극의 추론과 연관된 이상을 조화시키고자 한다. 심장은 육체의 두 극의 물질 활동을 조화시키는, 그와 비슷한 역할을 한다.

심장은 리듬 체계의 중심 기관이고 흉강 안에 위치하는데, 여기는 머리 극과 신진대사 극이 만나는 곳이다. 심장은 팽창할 때(심장 이완) 채워지고 수축할 때(심장 수축) 비워지면서 리듬 있는 맥박을 만들어낸다. 또한 순환의 중심점이어서, 온몸에서 피가 흘러나와 심장으로, 그다음에는 폐로, 그리고는 다시 심장으로 향하고, 그 뒤 몸의 모든 부분으로 다시 흘러나간다. 리듬 체계 전체가 느낌과 연관되는데, 심장은 전통적으로 사랑을 상징한다.

자아와 심장과 연관된 자연의 요소는 불이다. 영혼의 변화하는 사고, 감정, 충동에도 불구하고, 자아는 우리에게 계속되는 정체성 감각을 준다. 자아는 우리의 행동에 책임을 지고 우리의 인생 경로의 키를 잡으며, 이런 의미에서 과거와 미래 둘 다를 책임진다. 인간 자아의 특징이 되는 두 가지 능력, 즉 양심과 용기에서 자아의 이러한 책임성이 나타난다. 우리가 과거에 대한 책임을 의식하는 한 이것이 우리 안에서 양심으로 나타나는 반면에, 미래를 바라볼 때는 도덕적 용기의 형태를 취한다.

심장은 신장과 간과 폐처럼 특정한 정신 질환을 일으키지 않는다는 점은, 정신 그 자체는 병들 수 없다는 사실과 아마도 연관된다.

인간의 요소	자연의 요소	기관	정신 증상
자아	불	심장 (과 담낭)	격노, 죄책감 (과 조증)
아스트랄체	공기	신장	불안
에테르체	물	간	우울증
물질 육체	흙	폐	강박증

도표 10.

오히려 심장은, 양심과 용기라는 두 가지 능력이 왜곡될 때, 다른 세 기관의 질병에 영향을 미친다. 양심은 과거의 실수에서 배우라는 자극제가 되어야 하지만, 누군가가 과거의 행동에 대한 죄책감에 완전히 짓눌려버리면 해로운 것이 된다. 죄책감은 양심의 병적 왜곡으로 볼 수 있고, 그 자체가 정신 질환이라고 인정되지는 않지만, 우울증 같은 질환의 주된 요인이 될 수 있다.

또 다른 능력인 용기는 우리에게 미래를 향해 나아가도록 노력할 수 있는 힘을 주는데, 환자가 미래와 전혀 연관 지을 수 없는 과거에 너무 매여 있으면 심한 우울증 속에서 상실된다. 용기는 그래서 왜곡되고 파괴적인 방식으로 격노를 통해 표현될 수 있는데, 이때는 행동의 의지가 압도적이어서 자아의 통제를 벗어난다. 격노와 폭력적 감정 분출은 때때로 조증과 긴장증을 가진 조현병의 특징이지만, 정신 질환의 증상이 없는 일상생활 속에서의 문제일 수도 있다. 어떤 사람은 자신이 행한 것에 대해 격노와 깊은 죄책감 사이를 왔다 갔다 하는 경향이 있는데, 이것은 자아와 심장의 조절하고 조화하는 특질이 특별히 필요하다는 것을 보여준다.

심장과 관련된 정신 질환 증상의 치료제에는 동종요법으로 조제된 금과 오노포르돈[47] 혼합물, **오노포르돈 아칸티움**[48] 혼합물, **사리풀**[49], 그리고 **노란 구륜 앵초**(Primula officinalis, cowslip) 같은 약이 있다. 이러한 배합은 이화의 힘과 동화의 힘의 조화로운 균형을 보여준다. 예술 치유법도 리듬 체계를 뒷받침하고 두 극 사이의 적절한 균형을 회복하는 데 도움을 주기 위해 쓰인다. 치유 마사지 또한 심장의 조화하기 활동을 강화하기 위해 사용될 수 있다. 이러한 치유법들은 관련된 다른 주요 기관을 위한 치료와 함께 쓸 수 있다. 예컨대 심한 죄책감이 환자의 우울증의 일부를 이루고 있다면 간뿐만 아니라 심장도 치료받게 될 것이다.

---

47 [역주] 오노포르돈(Onopordon): 유라시아 대륙에서 자라는 국화과의 한 속의 약초.

48 [역주] 오노포르돈 아칸티움(Onopordon acanthium, cotton thistle): 유라시아 대륙에서 자라는 엉겅퀴의 일종. 목화 같은 줄기와 잎, 자주색 두상화(頭狀花)가 피는 엉겅퀴.

49 [역주] 사리풀(Hyoscyamus niger, henbane): 가짓과의 한해살이풀 또는 두해살이풀. 전체에 털이 있으며, 잎은 어긋나고 달걀 모양 또는 긴 타원형이고 가장자리에 톱니가 있다. 6~7월에 깔때기 모양의 노란 꽃이 잎겨드랑이에서 피고 열매는 삭과(蒴果)로 두 개의 방이 있다. 잎과 씨에는 맹독(猛毒)이 있어서 마취 약재로 쓴다. 한국, 유럽, 북아프리카 등지에 분포한다. 늑사리나물.

약 중독

어떤 약은 육체 기관에 대한 직접적인 생화학적 행위를 통해 극적 심리 효과를 만들어낼 수 있다. 그 효과은 여러 가지 약에 따라 다양하게 나타나지만, 인지의학 의사는 그 모두가 체질 전체에, 즉 자아, 아스트랄체, 에테르체, 물질 육체에 영향을 미친다고 본다. 암페타민은(즉, 속도는) 빠른 사고와 과잉 활동성을 만들어내지만 에테르체를 손상하여 활력과 의지력의 결핍을 낳는다. LSD는 에테르체를 물질 육체에서 살짝 분리하여 생기는 강력한 환각을 낳는다. 대마초는 이와 비슷하지만 덜 극단적인 효과를 지닌다. 헤로인은 죄책감이나 부끄러움의 감각을 완전히 지워버린다. 이것은 자아를 체질의 나머지 것에서 퉁겨지게 하여 아스트랄체가 본능의 욕망에 지배당하게 만든다. 중독은 어떤 양심의 감각도 제거할 수 있어서 생활이 온통 그다음 맞을 '1회분 마약'을 구하는 것을 중심으로 돌아간다.

내면 발달의 건강한 길은 궁극에는 정신 영역의 강력한 경험으로 이어지는데, 이에는 자기 안에서 작동하는 에테르체와 아스트랄체를 지각하는 것이 포함된다. 이런 의미에서 깊은 자기-지식은 아무리 고통스럽다 할지라도 진정한 정신적 지각을 위한 전제 조건이다. 한 사람의 영혼 안에 있는 아스트랄의 힘을 의식하게 되는 것은 잘 준비된 사람에게도 대개 무서운 경험이다. 적절한 준비 없이 그런 경험을 하게 된다면 그것은 엄청난 충격을 줄 수 있다. 처음에는

LSD를 주입해서 생기는 경험이 놀랍게 보일 수 있지만, 조만간 내면의 아스트랄체와 직접 맞닥뜨리는 '끔찍한 환각 체험'을 하게 된다.

약 중독을 치료하는 인지학 센터들이 있는데, 한 곳은 일곱 꼬마(Siebenzwerge)라 불리는 독일의 센터이고, 다른 몇 곳은 네덜란드에 있다(부록의 '인지의학 병원, 치료소, 의사'를 보라). 이전에 네덜란드의 한 센터였던 아르타(Arta)의 공동 작업자들은, 자아의 힘이 무의식의 활동에서 불완전하게 자유로워지는 무렵인 21세 이전의 중독자들이 마약을 끊기로 결심하는 일이 드물다는 사실을 알게 되었다. 치료는 중독자의 체질 전체가 약 남용으로 손상된다는 개념에 기초하여 이루어진다. 10장에서 설명한 아동기의 시기들은 에테르체와 아스트랄체와 자아가 각각의 7년 주기가 끝날 때 어떻게 해방되는지를 보여준다.

아르타의 치료 프로그램은 체질의 각 요소를 다시 만들기 위해 이 시기들을 개괄하는 것에 기초를 두었다. 또한 의료와 치유의 작업은 성공적인 사회적 지원과 결합해야 하고, 어떤 접근도 그 자체만으로는 충분치 않다는 사실을 알게 되었다.

첫 번째 치료 단계에서는 물질 육체가 약 사용을 물리적으로 그만두게 하는 데 초점을 맞추었다. 이것은 다섯 명의 공동 작업자가 거주자라고 불린 일곱 명의 중독자와 함께 생활하며 일하는 작은 농장 또는 소규모 소작지에서 이루어졌다. 이들은 엄격하고 리듬 있는 생활 시간표를 가지고 있었고 육체의 영양과 일이 강조되었다. 균형 잡힌 자연식품 식단, 그리고 정원 가꾸기를 하거나 동물과 함께 일하는 규칙적인 시간을 가졌다. 이 단계는 대개 약 7주간 지속되었는데, 이 동안 이들은 공동 작업자에게 아주 많은 안내와 도움을 받았다.

두 번째 단계에서는 정서적 영양에 강조점을 두었다. 거주자들은 아르타의 주 건물로 이동하여 거기서 다시 여러 공동 작업자와 함께 공동체를 이루어 생활했다. 이들은 여전히 센터를 떠나거나 약을 얻지 못하게 되었다. 온갖 종류의 예술 활동, 집단 토론과 많은 개별 대화에 강한 강조점이 두어졌다. 모든 거주자가 일상생활에 실세로 필요한 것들에 대한 의식을 다시 일깨우기 위해 자잘한 가사에 참여했다. 7세에서 14세의 아이를 위한 학교에서 제공되어야 하는 것과 비슷한 문화적 자양분의 환경이 있었고, 공동 작업자들에게 여전히 충분한 안내를 받았다.

약 없이 일정 기간을 보내고 나자, 거주자들은 자신의 감정이 약을 주입하는 것에 더는 억압되지 않음에 따라 더욱 정서적으로 상처를 받기 쉽게 되었다는 사실을 알게 되었다. 그들은 아동기에 정서적이고 문화적인 면이 박탈되었는데, 아동기에 그들이 늘 받지 못했던 문화의 풍요로움과 정서적 뒷받침을 이 단계에 제공하여 그들에게 큰 유익함을 줄 수 있었다는 사실이 아주 자주 드러났다. 그들은 이 단계 동안 인지 의료와 치유법을 받는 게 보통이었지만, 주된 강조점은 집단 경험에 두어졌다. 대부분의 치유 예술 활동과 실제 활동이 모두 함께 이루어졌다.

14세에서 21세 시기와 관련된 그다음 단계에서는, 개인의 책임과 독립으로 강조점이 옮겨졌다. 각각의 거주자는 이제 주마다 상담사와 대화를 했고, 사용되는 치유법은 개인의 요구에 맞추어졌다. 다시 결심을 해야 할 때, 거주자들은 자신이 약 사용을 시작하기 전의 상태로 돌아가 있다고 종종 느꼈다.

21세에서 28세까지와 관련된 네 번째 단계는 거주자들이 최소한 20개월 동안 센터에 있고 나서야 시작되었다. 아무도 대동하지 않은 채 구내 밖으로 나가는 것이 이제는 허용되었고 거주자들은 자신의 돈을 스스로 다루었다. 그들은 아르타 외부에서 일자리와 훈련 장소를 마련했고 센터에 새로 들어오는 사람들에 대한 일정량의 책임을 떠맡았다.

다양한 단계들이 아르타의 프로그램을 위한 틀을 이루었지만, 그 단계들은 하나의 고정되고 융통성 없는 구조가 아니었다. 아르타의 프로그램은, 행동요법에 기초한 중독 센터들에서 하는 것처럼 부적절한 행동으로만 보고 질환을 치료하기보다는, 거주자를 영혼과 정신을 가진 개인으로 보며 그 개인의 요구를 고려하고자 했다. 일반적으로 행동요법 센터에서는 10~15퍼센트의 성공률을 보이는 반면에, 더욱 포괄적인 방법을 가진 아르타에서는 52퍼센트의 성공률을 보고할 수 있었다.

이제까지 살펴본 바와 같이, 물질적 증상을 가진 질병을 치료할 때 인지의학 의사는 아스트랄체와 자아에서 원인을 찾아 물질적 증상 자체뿐만 아니라 그 원인 또한 다룬다. 이와 마찬가지로, 정신적

216

이고 정서적인 증상을 가진 질병의 치료는 물질 육체와 에테르체 작용의 관련 장애를 이해하는 것에 기초를 둔다.[50]

---

50 12장 전체의 이해를 위한 참고 문헌: 루돌프 트라이힐러(Rudolf Treichler), 『영혼의 길들(Soulways)』(Hawthorn Press, UK, 1990). 개인 영혼의 발달과 장애에 관한 한 정신과 의사의 통찰. 중독, 신경증, 정신병, 거식증, 조현병, 우울증, 조증 등에 관한 내용이 들어 있다.

네덜란드 아르타 재활 센터 구성원들이 쓴 『밑바닥: 약물 중독을 넘어서(Rock Bottom: Beyond Drug Addition)』(Hawthorn Press, UK, 1990). 약 중독자를 치료하고 재활시키는 이 센터의 작업을 설명한다.

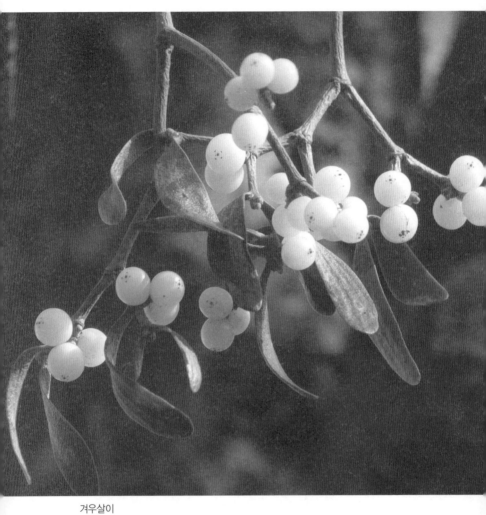

겨우살이

13

면역, 암, 겨우살이

면역 체계는 침범하는 유기체와 해로운 물질로부터 물질 육체를 보호한다. 육체의 생명 과정이 계속 지배하여 다른 외래 유기체의 작용에 방해받지 않도록 도움을 준다. 외부 세계에 대한 가장 분명한 장벽은 피부이지만, 창자의 벽과 코의 기도와 폐 또한 음식이나 공기가 몸속으로 흡수될 때 장벽 노릇을 한다. 이것들은 면역 체계에 의해 보완되는데, 면역 체계는 몸 안의 외부 물질을 인식해서 그것이 몸에 해롭지 않거나 몸을 파괴하지 않게 만드는 작용을 활성화한다.

몸에 대해 무엇이 **외래의** 것인지를 인식하는 데에는 인간 유래 물질과 동물 유래 물질, 식물이나 광물질을 구별하는 능력이 필요하다. 면역 작용은 인체의 수호자일 뿐만 아니라, 각 개인의 독특한 정체성을 표현하는 것이기도 하다. 이런 의미에서 면역 작용은 자아의 활동과 연관된다. 두 가지 주요 질병이 면역 체계와 연관된다. 에이즈(후천성 면역 결핍증)와 암이 그것이다. 에이즈에서는 면역이 붕괴되어 인간이 대개 경험하지 않는 종류의 엄청난 감염증에 걸리기 쉽다. 암에서는 정상 세포가 그 유기체에 대해 이물질인 것처럼 행동하면서 몸을 내부에서 약화한다.

피부

이물질에 대한 외부의 장벽 중에서 피부는 바이러스와 세균에 가장 효과적으로 저항하고 한 구역이 손상되거나 약화되었을 때에만 돌파된다. 에이즈를 일으키는 인간 면역 결핍증 바이러스(human immunodeficiency virus: HIV)조차도 피부 및 피부와 연관된 경계구조들이 손상되지 않은 채로 있으면 몸에 침투할 수 없다. 외래 형태의 생명을 감지할 수 있을 필요는 없지만, 몸의 피부는 신경-감각 작용과 관련된 여러 특질을 지닌다. 피부는 온도와 감촉과 고통에 민감하기 때문에 연장된 감각기관으로 보는 것이 타당하다. 지문 같은 무늬는 각 개인에게 독특한 것이라는 의미에서 개인의 정체성을 표현하기도 한다.

신경-감각 활동의 분해 효과, 그리고 그 반대의 신진대사 체계의 축적작용이, 한편의 죽음의 힘으로(신경-감각), 다른 한편의 생명의 힘으로(신진대사) 설명될 수 있는 이중성을 형성한다. 신경-감각 활동의 죽음의 물질적 효과는 피부의 기능에서 필수 역할을 한다. 모세혈관과 밀접히 접촉하는 더 깊은 층에서는 피부 세포가 급속히 재생된다. 새로운 세포가 위쪽으로 이동하면서 점점 그 둥근 모양과 분열 능력을 잃어버린다. 이 세포들은 납작해지고 (세포에서 핵을 둘러싸는 부분인) 세포질은 케라틴이라 불리는 단백질로 가득 찬다. 이 작용이 세포를 단단하게 만들기 때문에, 세포가 가장 외부의 층에 도달하면서 죽을 때 그 안에 케라틴을 가진 채 단단한 상태로 있게 된다. 이 세포들은 외부 세계에 대한 튼튼한 장벽을 제공하고, 케라틴이 차 있는 죽은 층들은 발바닥처럼 피부가 끊임없는 마모에 노출되는 곳에서 특히 두껍게 된다.

피부의 건강은 더 깊은 층들의 활력 있는 재생 활동과 표면에 더 가까이 있는 죽어가는 층들 사이의 적절한 균형의 유지에 달려 있다. 습진 같은 많은 피부 질환은 이 두 가지 작용이 균형을 잃어버리는 결과이다. 신진대사(생명) 작용이 우세하면, 습진의 염증성 습윤 반응 시기가 나타난다. 피부가 감염될 수 있는 것이 이 시기에서인데, 단단해진 세포로 된 보호층이 더는 없기 때문이다. 습진에서 피부가 마르고 비늘처럼 떨어지는 시기에는 신경-감각(죽음) 작용이 우세하다. 창자와 생식기 기관들의 벽을 형성하는 표면과 같은, 습기가 있고 보호 역할을 하는 다른 표면들도 표면 쪽으로 이동할 때 세포의 재생하는 층이 있어서 점점 분화되지만, 최종의 각질화된 딱딱하고 거친 층은 없다. 이러한 죽음의 작용이 발생하지 못하고 이동하는 세포들이 재생 능력이 계속 있으면, 암의 위험이 증가한다. 악성 변화가 일어나기 전에 치료를 받을 수 있게 하기 위해 하는 자궁경관 도말 검사의 기초가 바로, 이렇게 세포의 외부 층들의 분화가 일어나지 않는 것을 찾는 일이다.

피부는 외부 물질에 대한 불특정 방어라 불리는 것을 제공한다. 불특정 면역의 또 하나의 면은 고열을 발생시키는 능력이다. 섭씨 37도에서 39도(화씨 98.5도에서 102도)로 체온을 높이는 것은 수많은 외래 미생물을 죽일 뿐만 아니라 나머지 면역 체계를 자극하기에도 충분하다. 세균과 바이러스를 집어삼켜서 소화할 수 있는 백혈구들이 세 번째 방어선을 추가한다. 이 세포들(호중성 백혈구와 대식세포)은 혈관에서 나올 수 있는데 피부와 그 밖의 보호 표면 막 가까이에서 종종 발견된다. 이들은 이전에 마주쳤건 그렇지 않건 간에 미생물을 공격할 수 있지만, 후천면역이라 불리는 네 번째 요소로서 바이러스들을 죽이는 데에는 효과적이지 않은데, 후천면역은 특정 바이러스와 싸울 수 있도록 발달해야 하기 때문이다.

혈구

림프구라 불리는 백혈구의 몇몇 형태는 특히 후천면역에 관여한다. 예컨대 B-림프구는 특정 미생물들과 그것들이 만들어내는 독

222

에 대한 항체를 생산하는 반면에, (가슴샘에서 성숙하기 때문에 이렇게 이름 붙여진) T-림프구는 외래의 유기체를 직접 죽일 뿐만 아니라 더 많은 B-림프구의 생산을 촉진한다. 이 세포들의 반응은 침범하는 미생물의 독특한 화학적 구성 요소에 맞추어진다. 일단 감염이 처리되면, 그러한 유형의 미생물에 맞서 싸우도록 적응된 적은 수의 세포가 일종의 기억으로서 남는다. 더 이상의 감염에 대해서는 이 세포들이 특정 T-세포를 훨씬 더 재빠르게 생산하는 데 도움을 주는데, 이때 몸이 그 특정 질병에 면역이 되어 있다고 말한다.

백혈구가 외래의 미생물을 에워싸서 소화하는 방식은 음식을 소화할 때의 이화작용과 밀접히 연관된다. 그와 비슷한 효소가 만들어져서 각각의 경우에 분해 작용을 한다. 외래의 물질을 '감지'하는 백혈구의 능력도 자신의 활동을 이화작용을 하는 신경-감각 체계에 관련시킨다. 최근의 발견에서는 면역 체계가 신경계에 의해 촉진되거나 억제될 수 있다는 사실을 보여주었다. 림프구는 그 자체가 예컨대 잠을 유도하여 신경계에 영향을 줄 수 있다. 면역 체계와 신경계와 호르몬 생산은 이제 매우 밀접히 서로 연관된다는 것이 보이기 때문에 신경-면역-내분비계로 종종 일컬어진다.

인간 면역 결핍증 바이러스

침범하는 미생물을 찾고 항체를 생산하는 세포의 발달을 일으키는 중심 기능을 가진 백혈구가 T-림프구이고, 이것은 새로운 유형의 감염을 이겨내는 열쇠이다. 인간 면역 결핍증 바이러스(HIV)의 공격을 받아 파괴되는 것이 바로 이 T-세포이다. 이 바이러스는 숙주 세포의 유전물질 속으로 스며들어 가서 또 하나의 바이러스가 감염된 T-세포를 자극하여 증식시킬 때까지 움직이지 않는다. 자가 복제를 하는 대신에, 이 바이러스는 T-세포가 죽을 때 핏속으로 방출되는 수많은 새로운 HIV를 만들어낸다. 이것은 T-세포에 이끌리고 다른 백혈구와 신경세포에도 이끌리기 때문에, 이때 이 작용은 더 대규모로 반복된다. HIV의 또 하나의 효과는 50개나 되는 T-세포가 합쳐져 하나가 되게 하여 활동하지 않게 만드는 것이다. 이 바이러스는 자신의 단백질 외피의 화학적 구성을 규칙적으로 변화시켜 항체에 의한 완전한 파괴에서 벗어난다. 이것이 두 번째의 HIV 감염을, 첫 번째 감염에 대한 반응으로 만들어지는 수많은 항체에 대해 끄떡없게 만들어준다. 따라서 HIV에 면역되는 것은 불가능할 뿐만 아니라, T-세포가 나중의 감염을 처리하기 위해 증식을 시도하면서 더 많은 HIV의 생산을 초래할 때 감염된 환자에게 에이즈를 생기게 하는 잠재적 경향이 촉발될 수 있다.

몸 밖에서는 HIV가 아주 허약해서 쉽게 파괴된다. 이것은 피부를 꿰뚫고 들어올 수 없고, 감염은 체액의 교환으로만 일어난다. 이 책의 집필 당시에는 이 바이러스가 감염된 혈액, 정액 또는 질액에 의해 전이될 수 있다고 알려져 있었다. 이런 일이 일어나는 주요한 방식은, 성교를 하면서 작은 자상이나 찰과상을 통해 한 사람에게서 다른 사람으로 체액이 전이되는 것, 마약 중독자들이 주삿바늘을 공유하면서 정맥 속으로 약을 주사하는 것, 감염된 엄마의 피가 태어나지 않은 아기에게 전달되는 것, 그리고 수혈을 통한 것인데, 이런 일은 수혈이 바이러스를 옮길 수 있다는 사실이 알려지기 전에 일어났다.

HIV 감염의 주된 결과는 T-세포 수의 뚜렷한 감소이다. 이것을 메우기 위한 시도로 B-세포가 과잉 활동을 하게 되지만, B-세포가 만들어내는 항체는 HIV를 파괴할 수 없다. 이전에 마주친 모든 감염증에 맞서 몸을 방어할 항체가 만들어지지만, T-세포가 부족해서 몸은 새로운 감염증에 계속 취약한 상태이다. 이것은 HIV-양성 성인들이 일반적인 인체 감염에는 면역력을 유지하지만 동물 바이러스에는 감염되기 쉬워진다는 것을 뜻한다. 그들은 정상적으로는 쥐를 감염시키는 **폐포자충**(肺胞子蟲, Pneumocystis carinii)으로부터 폐렴을, 또는 새에게 폐결핵을 일으키는 **조형결핵균**(鳥型結核菌, Mycobacterium avium)으로부터 또 다른 형태의 폐렴을 얻을 수도 있다. 그들은 정상적으로는 고양이와 개와 소에 기생하는 미생물들에 취약하기도 하다. 이에 더해 (아이의 입과 성인 질의 흔한 감염인) 아구창과 질염처럼 정상적으로는 특정 부위에 국한되는 감염이 위장관[51] 전체에 걷잡을 수 없이 퍼질 수도 있다.

---

51 [역주] 위장관(胃腸管): 위와 창자를 함께 포함하고 있는 소화 계통의 한 부분.

에이즈

HIV 감염은 한동안 잠복할 수 있지만, 면역 체계가 붕괴되는 데까지 진전되면 에이즈를 발생시킨 것으로 본다. 걷잡을 수 없는 감염이 그때는 몸을 아주 쇠약하게 만드는 효과를 미칠 수 있다. 감염될 수 있는 부위는 입, 창자, 다양한 형태의 폐렴이 걸린 폐, 그리고 피부이다. 달리 말하자면, 몸의 모든 영역이 공격받는다. T-세포의 유전물질에 간섭하면서 HIV는 인간의 개성을 아마도 가장 물질적으로 표현하는 것을 공격한다. 에이즈 환자는 짧은 열병을 앓는다. 이것은 다른 감염에서 고열이 지속되는 것과 아주 다르다. 치유작용의 일부인 지속되는 고열과 달리, 열병의 짧은 시기는 온기라는 매개를 통해 치유 효과를 낳는 자아가 무능한 상태임을 보여주는 혼돈의 징후이다. 어떤 경우에는 신경계 감염의 결과로, 또는 어떤 경우에는 탈진 때문에 에이즈 후기 단계의 환자들은 집중력과 단기기억이 약해진다. 몸짓이나 얼굴 표정을 통해 자신을 표현하는 환자의 능력이 사라지는 경향에 나타나듯이, 이것은 자아의 활동이 방해받고 있음을 다시 보여준다.

이러한 현상은 HIV가 자아, 즉 정신에 적합한 매개가 되는 몸의 능력을 파괴한다는 것을 보여준다. 이것은 새로운 감염증과 맞닥뜨릴 때 자기와 자기 아닌 것을 구별하는 데에 정상적이라면 주된 역할을 하는 T-세포를 죽이는 것에서 가장 날카롭게 나타난다. 이 점이 HIV를 인간 정체성의 물질적 수호자, 즉 면역 체계를 파괴하는 자로 특징짓는다. HIV는 육체에서 자아의 활동을 방해할 뿐만 아니라, 정상적이라면 동물에게서만 발견될 수많은 질병에 육체가 취약해지게 만들기도 한다.

암

—

2장에서 설명한 바와 같이, 암은 몸 일부에 있는 세포가 관련 조직의 정상적인 행동에 따라서 자기의 성장을 제한하는 것을 그만둘 때 발생한다. 그 성장이 그것이 시작된 조직의 경계를 뚫고 나가는 데까지 이르면, 이것은 악성종양의 징후로 간주된다. 이때 그것은 본래의 기관을 떠나 혈액이나 다른 액체를 통해 몸 전체로 돌아다니면서 전이라 불리는 종양을 더 많이 만들 수 있다. 비교적 분화되지 않는 채로 제한 없이 번식하면서, 암세포는 복잡한 유기체의 통합된 일부로서보다는 몸 바깥의 영양 배지[52]에 사는 격리된 세포와 더 비슷하게 행동한다.

모든 악성종양의 약 85퍼센트가 피부, 창자 벽, 그리고 가슴샘 같은 표면 조직에서 생긴다. 나머지 5퍼센트는 주로 근육, 뼈, 혈관에서 생긴다. 이제까지 많은 연구는 건강한 조직과 악성종양 성장의

---

52 [역주] 영양 배지(營養培地): 식물이나 세균, 배양 세포 따위를 기르는 데 필요한 영양소가 들어 있는 액체나 고체.

중간 단계일 수 있는 표면 조직의 세포 변화에 관한 것이었다. 자궁 경관(자궁의 목)의 경우에는, 세포가 위로 이동함에 따라 납작해지고 번식을 중단하지 않을지라도 가장 위의 층들은 그만큼 단단해지지 않는다는 점을 제외하고는, 조직의 층들이 피부와 비슷하다. 정상적인 환경 아래에서는 세포가 이동함에 따라 핵이 점점 움츠러든다. 세포가 표면에 도달하면 핵은 사라져서 없고 세포는 완전히 납작하다.

이러한 과정이 붕괴하면, 세포는 큰 핵과 이동하면서 분열하는 능력을 계속 갖는다. 이러한 세포가 본래의 조직에 머물러 있는 동안에는 이것이 암은 아니지만, 암이 생길 훨씬 더 큰 위험이 있다. 세포의 바닥층은 얇은 막에 의존한다. 이 막이 세포에 의해 돌파된다면, 이것은 암이 생겼다는 표시이다. 이와 비슷한 변화가, 암이 흔히 생기는 위치인 대장 벽과 같은 그 밖의 조직에서 악성종양이 생기기전에 발생한다고 여겨진다.

암이 발생할 수 있는 상태로 이어질 수 있는 첫 번째 단계는, 세포가 보호 조직의 층들을 통해 이동하면서 번식 능력을 계속 가져서 분화 과정을 거치지 않을 때 발생한다고 볼 수 있다. 이 세포들은 생명력을 계속 가지기 때문에 죽음의 과정을 거치지 않는다. 종양이 악성이 되는 그다음 단계에서는, 이 종양이 계속 살아남아 지름이 몇 밀리미터가 넘게 자라기 위해 자체의 혈액순환을 생기게 해야 한다. 이 종양은 본래의 조직 외부로부터 모세혈관의 발생을 유도하여 이 모세혈관이 종양으로 자라게 할 수 있다는 사실이 발견되었다. 이렇게 새로운 혈관이 생기게 하는 작용은 혈관 생성(neoangiogenesis)이라 불리는데 악성종양 성장의 또 다른 특징이다. 이것은 훨씬 더 많은 악성종양을 만들어내고, 나중에는 종양에서 만들어진 세포가 떨어져 나와 몸의 다른 곳에서 더 많은 종양을 만들어낸다.

인지의학에서는 에테르체에서 나오는 생명 작용을 확장하며 분화되지 않는 활동으로 본다. 그러나 인간의 형태는 아스트랄체를 통해 에테르체 속으로 들어가며 작용하는 자아의 그 활동에 부과된다. 이것은, 그렇지 않으면 형태 없는 성장이 될 것에 한계를 만드는 효과를 미친다. 인간의 원형을 따르기 위해 세포가 분화하면서 형태를 변화시키는 분화된 성장이 있기 위해서는, 세포가 형태 없는 성장을 향해 번식하는 경향이 제지되어야만 한다.

치료하지 않으면 암으로 발전할 단계에서는 형태를 부여하는 죽음의 과정이 붕괴한다. 암은 종양이 본래의 조직 경계를 깨버릴 때 발생한다. 따라서 인지의학의 관점에서 보자면, 암은 인간의 이미지를 가진 자아가 통제하는 영향을 받지 않은 채 에테르체와 물질 육체가 자율적으로 작동하는 것을 나타낸다. 따라서 그 치유의 목표는 형태를 부여하는 자아의 활동을 자극하는 방법을 찾아서 자아가 성장 과정을 다시 지배할 수 있게 해주는 것이다. 겨우살이라는 식물이 이 임무에 적합하다는 독특한 특질을 보여준다.

겨우살이는 나무에서 자라면서 숙주로부터 물과 광물질을 빨아들이는 반(半)기생 식물이다. 다른 녹색식물처럼 겨우살이는 광합성을 할 수 있지만, 이와는 대조적으로 당분을 나를 수 없고 조직 전체에 엽록소가 퍼져 있어서 당분이 필요한 곳은 어디에나 엽록소가 당분을 합성할 수 있게 한다. 겨우살이의 잎은 성장하는 동안 거의 변화하지 않는 단순한 형태를 지니기 때문에 다른 대부분의 잎처럼 위 표면과 아래 표면 사이에 차이가 없다. 이러한 특징은 상대적으로 분화되지 않은 본질을 암시하는데, 이것은 꽃에서도 발견된다. 겨우살이의 꽃은 너무나 흥미를 끌지 못하기 때문에, 곤충들이 어떻게 이 식물에 수분을 하도록 이끌리는지를 상상하는 것은 어려운 일이다. 그 낯익은 흰색의 반투명 열매 안에 있는 씨조차도 비교적 분화되지 않고, 빛이 열매를 관통하여 빠져나가 사라지기 때문에 열매는 며칠 안에 죽는다.

대다수 식물은 곁가지를 지니고 수직으로 자라 중심 줄기가 되는 윗부분을 통해 중력에 반응한다. 이것은 첫 번째 새싹에서부터 분명히 나타나는데, 씨앗이 땅속 어디에 있건 간에 처음에 생겨나는 잎은 항상 위로 자라고 첫 번째 뿌리는 아래로 향하는 것이다. 겨우살이는 그것이 붙어 있는 숙주 나무에서 구형으로 자란다. 처음에는 줄기들이 수직으로 자라지만, 일단 자리를 잡으면, 마치 이 식물은 중력과의 어떤 관계에서도 물러나는 듯이 모든 방향으로 퍼져나간다. 겨우살이는 시간의 제약을 받기도 한다. 대부분의 식물과 달리, 잎과 동시에 꽃의 기관이 생기기 시작하지만, 꽃 자체는 세 번째 해가 되어야 나타난다. 활동 주기는 아주 느려서 계절의 리듬이 겨우살이에는 거의 영향을 미치지 못한다. 이러한 상당히 원시적인 특질, 그리고 겨우살이가 더 분화된 형태를 띠지 않는 것은, 인간의 형성의 힘이 다재다능하기 위한 전문화를 자제하는 방식을 연상케 한다(2장을 보라). 암에 걸렸을 때 약해지는 것이 바로 인간의 형성의 원리이다. 겨우살이가 자체의 발달을 아주 강하게 자제한다는 사실은, 겨우살이가 인간의 특질인 이 형성의 원리를 강화하고 암을 효과적으로 치료할 수 있다는 점을 암시한다.

  암 치료를 위한 겨우살이 치료제는 슈타이너의 제안에 따라 1920년대에 처음 만들어졌다. 이 치료제는 그 뒤 여섯 개의 다른 회사들이 개발했다. 현재 가장 잘 알려진 치료제는 스위스 알레스하임의 히시아 연구소(Hiscia Institute)에서 만든 이스카도르(Iscador)이다. 그 밖의 겨우살이 치료제에는 비스쿰 압노바(Viscum Abnoba), 헬릭소르(Helixor), 이스쿠신(Iscusin)이 있다. 상당한 분량의 과학적 문헌이 실험실에서의 시험과 암 환자를 치료하는 임상 사용법을 기록하고 있다. 연구 조사에 의하면 겨우살이 치료제는 T-세포가 생기는 곳인 가슴샘의 성장을 촉진한다. 또한 유기체가 주입된 외래의 물질을 마주할 때 이 치료제가 항체 생산을 자극한다는 사실 또한 알게 되었다. 더 최근의 실험에서는, 이 치료제가 암 유전자의 영향을 억제하고 종양 세포를 덜 공격적으로 만든다는 사실이 밝혀졌다. 살아 있는 세포에 대한 독성도 있어서 세포 자멸사(自滅死, apoptosis)를 증가시킨다는 사실 또한 밝혀졌다(세포 자멸사는 몸의 세포가 이웃한 세포에 의해 그 내용이 재활용되는 방식으로 죽는 작용이다. 이것은 건강한 조직의 정상 활동으로 여겨지며 국소 염증 반응이 대개 동반되는 손상에 의한 세포 사망과는 아주 다른 것이다).

암세포는 생물학적인 지배적 특징 가운데 일부인 세포 자멸사의 경향을 덜 보인다. 겨우살이는 위에서 설명한 암 조직의 기본 습성 중 하나인 혈관 생성을 억제한다는 사실도 입증되었다. 겨우살이가 면역 체계의 여러 면에 영향을 미치는 강력한 면역 자극제라는 사실이 반복해서 나타났다. 겨우살이는 입으로 먹으면 효과가 덜하기 때문에 피부밑 주사로 준다. 이 주사는 특히 치료 초기에 적당한 열을 내게 할 수 있다. 이것은 면역 체계에 자극을 더해주는 것이기 때문에 환영할 만한 것이다.

과거에는 여러 유형의 악성종양을 치료하는 데 겨우살이 치료제를 쓰는 임상 연구가 많이 있었다. 이러한 최초의 연구들은 유망한 것이었지만, 주류 의학에서 사용하는 표준 방법인 이중맹검법[53]의 시험이 아니었다. 더 최근에는 임의로 제어된 수많은 임상 시험이 긍정적 결과를 낳았다. 가장 최근의 긍정적 시험은 아주 빈약한 예후를 보인 진전된 췌장암을 지닌 환자들에게 있었다. 환자들은 대개 진단 뒤에 수 개월가량을 살 뿐이다. 겨우살이 치료를 받은 집단의 환자들은 겨우살이를 받지 않은 집단에 무작위로 배치된 환자들보다 평균 두 배쯤 생존했다. 그 생명의 질에 관해 병행된 연구에서는

---

53 [역주] 이중맹검법(二重盲檢法, double-blind): 약의 효과를 객관적으로 평가하는 방법. 진짜 약과 가짜 약을 피검자에게 무작위로 주고, 효과를 판정하는 의사에게도 진짜와 가짜를 알리지 않고 시험한다. 환자의 심리 효과, 의사의 선입관, 개체의 차이 따위를 배제하여 약의 효력을 판정하는 방법이다.

겨우살이 치료를 받은 환자들이 대조군에 비해 줄어든 증상과 향상된 질의 생명을 보였다.[54]

긍정적 결과를 낳은 하나의 매우 폭넓게 통제된 시험이 하이델베르크대학의 그로사르트-마티체크(Grossarth-Mticek) 교수에 의해 진행되었다. 그는 겨우살이 치료를 받도록 권고받은 환자가 다양한 암에 대해 개선된 생존율뿐만 아니라 긍정적인 심리적 변화도 보인다는 것을 입증했다.[55] 공중보건 연구자일 뿐만 아니라 심리학자로서 그로사르트-마티체크는 사람들의 건강을 유지하는 깃(salutogenesis[56])에 관해 광범위한 연구를 해왔다. 더 좋은 건강과 연

---

54 W. 트뢰거·D. 갈룬·M. 라이프·A. 슈만·N. 스탄코비치·M. 밀리체비치, 「국소 진행성 또는 전이 췌장암 환자의 겨우살이 추출물 치료: 전체 생존 기간에 관한 임의 임상 시험(*Viscum album* extract therapy in patients with locally advanced or metastatic pancreatic cancer: a randomised clinical trial on overall survival)」, *European Journal of Cancer*, 2013, 49: 3788-97.

_____, 「겨우살이 치료 시기 진전된 췌장암을 지닌 환자들의 생명의 질(Quality of life of patients with advanced pancreatic cancer during treatment with mistletoe)」, 2014, 111: 493-502.

55 S.M. 바움가르트너·R. 그로사르트-마티체크·H. 킨·R. 치글러, 「암 치료에서의 유럽 겨우살이 추출물 이스카도르의 효과(Use of Iscador, and extract of European mistletoe(Viscum album), in cance treatment)」, *Alternative Therapies in Health and Medicine*, May 2001.7.3.

R. 그로사르트-마티체크·R. 치글러, 「겨우살이 치료제에 의한 유방암 환자의 장기 치료에 관한 전향적 대조 집단 연구(Prospective controlled cohort studies on ling-term therapy of breast-cancer patients with a mistletoe preparation(Iscador))」, *Forschende Komplementärmedizin*, 2006, 13: 285-92.

56 [역주] salutogenesis: 병을 일으키는 요인보다 건강을 지켜주는 요인에 초점을 맞추는 접근법.

관된 그의 심리 측정 기준들 가운데 하나가 '일관성 감각'이다. 이로써 그는 한 사람이 지닌 생명의 의미에 관한 감각, 그리고 환자가 긍정적 삶의 변화 자체에 영향을 미칠 수 있다는 환자 자신의 믿음을 말하고자 한다. 이것은 삶에 희생된다는 느낌의 반대의 것으로 생각할 수 있다. 높은 일관성 감각을 지닌 사람은 니코틴이나 알코올에 중독될 가능성이 작아서 태도와 느낌의 긍정적 영향이 더 건강한 생활방식에 의해 배가된다. 인지의학에서는 육체와 영혼과 정신의 치유에 관심을 두기 때문에, 그로사르트-마티체크는 이러한 치료가 육체의 생존을 개선할 뿐만 아니라 겨우살이 치료를 받는 환자의 일관성 감각이 의미심장하게 개선된다는 점이 매우 대단히 중요하다는 것을 발견했다. 일관성 감각은 느낌과 기본 태도를 삶에 알맞게 만들어주기 때문에 영혼과 정신의 행복의 잣대로 볼 수 있다.

다수의 인지의학 암 전문가들은 열을 내는 데 목표를 두고 겨우살이 치료를 시작할 때 몇 가지 치료제를 결합하여 사용한다. 그들은 이러한 사용법이 더 큰 효과에 도움이 될 수 있다고 생각한다. 그들은 덩어리가 절제되기 전의 유방암처럼 더 얕은 종양에는 겨우살이를 직접 주입하기도 한다. 이 이론의 배경에는, 면역 체계는 암을 인식하지 못한다는 사실이 있다. 암세포는 몸의 건강한 면역 체계의 감시를 회피한다. 종양이 여전히 존재할 때 그것 자체를 치료하는 것은 면역 체계가 종양 세포를 '의식하게 하는' 것일 수 있다.

겨우살이 치료를 통해 완전히 분해되는 몇몇 종류의 종양이 있지만, 일반적으로는 그렇지 않다. 현재의 겨우살이 치료가 기적의 치료법이라는 의견은 없지만, 이것이 생명을 연장하고 암의 확산 위험을 줄일 수 있다는 증거는 점점 많아지고 있다. 또한 주류 의학의 대부분의 암 치료제가 지닌 아주 불쾌한 부작용들도 없다.

독특한 종양 억제 행동의 증거도 있지만, 이 치료법의 주된 효과는 환자 면역 체계의 여러 면을 활성화하고 강화하여 면역 체계가 암 자체에 더 잘 맞서게 하는 것이다. 이 치료법은 형태를 부여하는 자아의 활동을 강화하는데, 이 활동은 오이리트미 치유를 비롯한 예술 치유법, 그리고 상담으로 더욱더 뒷받침될 수 있다. 이러한 치료법들은 수술, 방사선치료, 화학요법 같은 주류 의학의 치료법과 함께 사용할 수 있는데, 주류 의학 치료법이 지닌 손상의 부작용을 환자가 견뎌내서 생명의 질을 일반적으로 향상할 수 있게 도움을 준다는 증거가 점점 많아지고 있다. 이 치료법들은, 환자에게는 당연하게도 여전히 두려운 진단인 암에 정서적으로 맞설 수 있도록 환자들에게 도움을 줄 수 있다.[57]

---

57 13장 전체의 이해를 위한 참고 문헌: 아리 보스(Arie Bos), 『에이즈(AIDS)』 (Hawthorn Press, UK, 1989). 인지의학에 바탕을 둔 에이즈의 이해와 치료를 위한 실용적 방법.

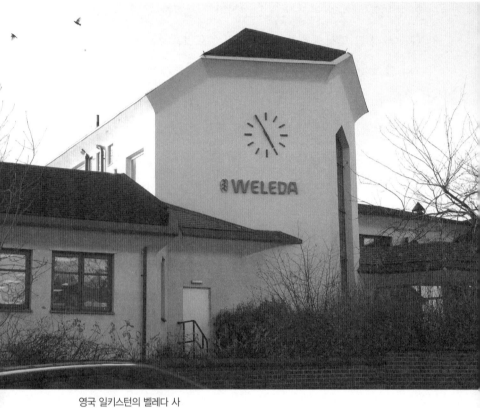

영국 일키스턴의 벨레다 사

14

약

인지의학의 핵심에는 질병, 그리고 치료제로 쓰일 수 있는 자연의 물질에 관한 의사의 폭넓은 시야가 있다. 약의 조제법은 물질 자체의 선택만큼이나 중요하다. 물질이 지닌 치유의 속성을 강화하도록 고안된 조제의 방법이 사용되는데, 인지의학 의사는 적절한 방법을 개발하기 위해 약사와 긴밀히 협력하며 작업한다. 전통적 약학과 동종요법 기술이 사용되지만, 이러한 협업의 결과로 새로운 방법도 도입되어왔다.

동물이건 식물이건 광물이건, 원료를 모으고 수확할 때는 항상 매우 주의한다. 식물을 야생에서 채집하기보다는 재배할 필요가 있을 때는, 생명역동의 농사와 원예 방법을 사용해서 기른다. 이것은 식물과 동물의 성장을 강화하는 정신과 물질 사이의 관계에 관한 인지학 지식을 사용하기 위해 개발한 유기농 방법이다. 생명역동 농사와 원예는 첨가제와 호르몬과 화학물질을 쓰지 않고, 태양과 달과 계절의 자연스러운 순환의 효과를 유익하게 사용한다.[58]

효능화

새로운 약제 과정 가운데 하나는 효능화라는 동종요법 원리의 개발 방법인데, 이를 통해 재료의 비물질적 특질이 치료에 사용될 수 있도록 방출된다. 동종요법의 효능화 작업에서는 적은 양의 물질을 물이나 알코올과 물 혼합액에 반복해서 녹여서 각 희석 단계에 처방된 주기 동안 힘차게 흔들어준다. 슈타이너는 효능화되는 물질을 식물이 흡수하게 하여 이 과정이 촉진될 수 있다고 말했다. 선택한 식물이 자라는 흙에 이 물질을 뿌려준다. 이 식물은 나중에 수확되어 비료로 만들어지고, 두 번째 세대의 식물이 그 비료 물질을 먹고 자란다. 이 과정이 반복되고, 세 번째 세대가 약을 만들기 위해 사용된다.

인지약학에서는 약을 만들 때 선택한 온도를 사용하기도 한다.

---

58 더 많은 정보는 영국의 생명역동농법협회 www.biodynamic.org.uk 또는 북미의 생명역동농법협회 www.biodaynamics.com에서 얻을 수 있다.

전통적 동종요법 약제학에서는 식물을 잘게 잘라 알코올과 물에 섞어서 약을 만든다. 이 혼합물은 거르기 전에 최소한 5일 동안 섭씨 20도(화씨 68도) 이하의 온도에 놓아둔다. 이렇게 하면 효능화 과정을 시작하는 데 사용되는 모체 팅크(mother tincture)가 만들어진다.

인지약학에서는 특정 약에 따라 조제 온도가 다양하다. 머리의 힘과 관련된 차가운 성질을 지닌 바꽃(aconite)은 시원한 온도에서 조제된다. 이와는 대조적으로 경화증을 약화하기 위해 사용되는 자작나무 잎은 약 섭씨 90도(화씨 195도)에서 조제된다. 심장을 강화하는 산사나무 속처럼 몸 중간 부분의 리듬 체계와 특정한 연관성이 있는 약은 평균 체온인 약 섭씨 37도(화씨 98.5도)에서 조제된다. 온기와 자아 사이의 연관성은 이미 설명했는데, 이런 의미에서 약을 만드는 온도에 들이는 주의는 그 약을 특히 사람과 연관 짓는 데 도움을 주는 것으로 볼 수 있다. 음식을 요리하고 불을 사용하는 것은 인간에게만 있는 활동이고, 요리된 음식은 인간이 먹기에 더 알맞다고 여겨진다.

앞 장에서 본 바와 같이, 겨우살이의 특별한 성질은 암과 에이즈처럼 인간 정체성의 특징이 상실되는 질병을 치료할 때 적합하다. 그러나 아주 복잡한 조제 방법이 요구되는데, 이에는 아주 빠르게 돌아가는 원반 위에서 여름 수액의 얇은 막에 겨울 수액 방울을 떨어트려 두 가지를 섞는 과정이 포함된다. 통제된 발효 과정도 있다. 적어도 세 연구소에서, 슈타이너가 1920년에 준 지침에 기초하여 암을 치료하는 겨우살이 추출물을 만드는 방법을 최대한 활용하는 독립적 작업을 한다. 면역학자들이 생각하기에 몸에 적절한 면역 반응을 촉진하는 일군의 물질인 렉틴[59]이 포함된 약을 적어도 한 가지 방법으로 생산했다. 렉틴은 더 높은 효능을 지닌(다시 말해 더 많이 희석된) 겨우살이에서 상대적으로 더 높은 농도로 발견된다는 증거 또한 있다. 렉틴은 더 낮은 효능을 지녔을 때 덜 안정적이어서 더 빨리 변질된다고 생각된다. 겨우살이 약을 만드는 특별한 기법에는 상당한 기술이 포함되지만, 인지약학의 대부분의 방법은 전통 약학의 방법과 더 유사하고, 종종 손으로 이루어진다.

인지약학의 개발은 이타 베크만과 루돌프 슈타이너가 인지약학의 기초를 놓는 데 협력하고 있었던 의원 바로 옆, 스위스 아를레스하임에서 일하던 단 한 사람의 약학자 오토 슈미델과 함께 시작되었다. 그가 설립한 연구소가 제약 회사 벨레다로 성장했는데, 벨레다는 지금 전 세계 40개국이 넘는 곳에 지사를 두고 있다. 이 지사들 가운데 많은 곳에서는 자기 나라에서 수집하는 식물로 약을 만든다. 예컨대 영국 일키스턴에 있는 벨레다 주식회사는 많은 약재가 재배되는 자체의 넓은 약초 정원을 가지고 있다.

알코올을 사용하지 않고 약을 만드는 방법을 개발한 루돌프 하우슈카의 작업은 인지학에 기반을 둔 두 번째 제약 회사인 발라(Wala)의 설립으로 이어졌다. 이 회사는 독일 남부의 바트 볼(Bad Boll)에 자리 잡고 있는데, 그 생산품은 전 세계로 보급된다. 암 치료를 위한

---

59 [역주] 렉틴(lectin): 적혈구와 응집 반응을 나타내는 식물성 단백질.

겨우살이 조제약의 개발은 스위스 히시아 연구소에서 개척되었고, 이 연구소에서는 가장 널리 알려진 약인 이스카도르를 만든다. 이 글을 쓰는 시점에는 이스카도르가 영국에서 인가받은 유일한 겨우살이 조제약이었다(이 인가는 곧 소멸될 수도 있다). 두 개의 더 새로운 연구소들인 압노바와 헬릭소르에서는 겨우살이를 가지고 자체의 암 치료제를 개발했다. 이 약들은 독일에서 인가를 받았고 비스쿰 압노바(Viscum Abnoba)와 헬릭소르(Helixor)라는 이름으로 출시된다. 이 약들이 영국에서는 (수입되어) 의사에 의해 지정된 환자에게만 치방된다.

가정에서 쓸 수 있는 치료제

종종 인지의학 의사의 처방은 환자의 특정한 정신적이고 물질적인 체질을 반영하여 개인 맞춤의 정도가 높다. 이것은 동종요법으로 효능화된 금속을 투여할 때 특히 그런 경우가 많다. 하지만 특정 질환에서는 처방이 특정 질병이나 증상에 특화된다. 예컨대 콤부도론(Combudoron)은 화상 치료를 위해 고안된, 아르니카[60]와 쐐기풀의

---

60 [역주] 아르니카(arnica): 국화과의 여러해살이풀. 높이는 20~30cm이며, 잎은 뿌리에서 나와 사방으로 퍼지고 줄기에서는 마주 달린다. 6~7월에 노란 꽃이 줄기 끝에서 피고 전체적으로 선모와 털이 빽빽하게 나 있다. 꽃과 뿌리줄기는 신경통, 지혈제, 순환 계통 병에 쓴다. 유럽이 원산지이다.

화합물이고, 아베나 사티바 콤프(Avena Sativa comp.)는 불면증 환자들을 돕기 위해 특별히 조합한, 동종요법으로 조제된 약초 성분들의 혼합물이다. 특정 질병과 증상을 치료하기 위해 고안된 수많은 약은 인지의학에 관한 세부 지식이 없는 어떤 의사도 처방할 수 있다. 천연물 의약품 사용에 더 개방적인 중부 유럽에서는 많은 의사들이 그렇게 한다. 이 약들 중 일부는 의사와 상담하지 않고 스스로 치료하는 환자들에게 처방전 없이 판매되어도 무방하다.

여러 가지 작은 사고와 사소한 질병은 그런 방식으로 치료될 수 있다. 환자들은 주류 의학 의사와 제약 회사들에 의해 아스피린이나 감기약들을 스스로 알아서 사용할 것을 권장받는데, 인지의학 의사는 이와 비슷하게 가정 치료법으로 여러 가지 약들을 추천할 수 있다. 다음은 아주 유용한 가정 구급상자를 구성할 수 있는 그러한 약품을 정선한 것이다.

별도의 설명이 없으면, 가능하다면 이 약들은 식전이나 식후, 또는 음주 전 또는 후의 최소한 20분에 먹어야 한다. 알약은 통째로 삼키기보다는 입에서 녹여야 한다.

고미질 물약(Amara drops)

용담(Gentiana lutea), 치커리(Chicorium intybus), 약쑥(Artemisia absinthium), 서양톱풀(Achillea millefolium)이 포함된 약초 고미약(苦味藥)의 혼합물.

욕지기를 치료하고 식욕부진을 개선하기 위해 사용한다. 몇 시간마다(욕지기) 또는 식전 20분쯤에(식욕부진) 아주 적은 물에 열다섯 방울을 타서 먹는다.

아르니카

국화과 도로니컴속 식물(leopard's bane)을 동종요법으로 효능화한 것(Arnica montana).

육체적이거나 정서적으로 쇼크를 받은 뒤에 효능화된 D6(6x라고 불리기도 한다)를 사용한다. 한 시간마다 한 알.

아르니카 로션

삔 데나 타박상을 치료하는 외용을 위해서는 250밀리리터(두 컵)의 물에 디저트용 스푼 1개의 양을 타서 젖은찜질 헝겊을 만든다.

아르니카 연고

이것도 삔 데나 타박상에 외용으로 쓸 수 있다. 상처 입은 곳을 하루에 두 번 또는 필요한 만큼 잘 마사지해서 약이 스며들게 해준다.

아베나 사티바 콤프(Avena Sativa comp.)

쥐오줌풀(Valeriana officinalis), 시계꽃(Passoflora incarnata), 홉, 귀리, 그리고 고도의 동종요법 효능화를 거친 커피의 혼합물.

특히 신경성 불안에 의한 불면증에 사용한다. 잠자리에 들기 30분 전에, 적은 물에 20에서 30방울을 섞어서 씀.

발사미컴 연고(Balsamicum ointment)

메리골드(Calendula), 유럽·남서 아시아산(産) 깨풀과의 산쪽풀 (Mercurialis perennis), 페루 발삼나무(Myroxylon peruiferum), 안티몬 (stibium)이 함유되어 있다.

상처에 두루 쓰이는 연고. 특히 잘 낫지 않는 상처와 감염된 곳과 부스럼에 사용한다. 특히 특정 형태의 습진과 피부염에도 쓰일 수 있다. 하루에 두세 번, 감염된 부위에 직접 또는 건조 붕대 위에 바른다.

비도르(Bidor)

황산염 철(ferrous sulphate)과 석영(silica).

편두통과 긴장성두통, 그리고 이 둘과 함께 올 수 있는 욕지기의 예방 또는 치료를 위해 사용한다. 비도르의 작용은 진통 작용이기 보다는 두통의 뿌리에 해당하는 신경계와 신진대사 체계의 근본적 불균형을 조화하기 위한 것이다. 진통제 사용이나 그 밖의 주류 의학의 항편두통 약 치료에 수반될 수 있는 부작용이 없다. 치료는 효과가 충분하기에 필요한 시간 동안 계속될 필요가 종종 있다.

편두통 발병을 예방하기 위해서는, 비도르 1% 한 알을 3개월 동안 날마다 복용한다. 편두통을 앓는 동안은 증상이 완화될 때까지 비도르 5%를 30분 또는 1시간마다 한 알 또는 두 알을, 12시간에 최다 20알까지 먹는다. 이 알약은 통째로 먹어서 물로 넘긴다.

금잔화 연고와 로션(Calendula ointment and lotion)

메리골드 알코올 추출물로 만든다.

가벼운 찰과상, 기저귀 발진, 상처가 나서 짓무른 젖꼭지, 건성 습진 치료에 도움이 된다. 연고는 피부에 직접 또는 건조 붕대에 적어도 하루에 두 번 바른다. 로션은 끓여서 식힌 물에, 물 한 컵에 한 티스푼 비율로 희석한다. 이 로션은 피부 감염증과 잘 낫지 않는 상처를 담가서 치료하는 것으로 쓰인다. 습성 또는 감염된 습진, 혹은 그 밖에 쉽게 물에 담글 수 없는 피부 감염 부위를 치료하기 위해 붕대 위에 젖은찜질을 하는 것으로 사용될 수도 있다.

카모마일 뿌리(Camomile root)

동종요법으로 효능화한 카모마일 뿌리(Matricaria chamomilla).

아이들의 치통을 치료하는 데 특히 유용하다. 효능화한 D3(3x라고도 불린다) 두 방울을 적은 물에 탄 것 또는 알약 두 개를 필요한 만큼 한 시간 단위로 사용한다. 아기에게는 알약을 티스푼 한 개의 물에 녹여서 줄 수 있다. 소화불량과 설사 또는 경련성의 주기적 통증과 관련된 경련성 복통에도 쓸 수 있다. 적은 물에 열 방울을 탄 것 또는 알약 다섯 개를 증상이 가라앉을 때까지 두세 시간마다 먹는다.

카모마일 차(Camomile tea)

말린 카모마일 꽃.

소화불량이나 주기적 통증에 따른 경련성 통증에 쓴다. 방광염 치료를 뒷받침할 때에도 쓸모가 있는데, 필요한 만큼의 수분을 섭취할 수 있게 도울 뿐 아니라 진정 효과도 매우 크다. 끓는 물 250밀리리터(두 컵)에 반 티스푼의 꽃을 넣고 3분 뒤에 물기를 뺀다. 우유나 설탕을 타지 않고 몇 시간마다 머그컵 한 잔씩을 마신다.

카르본 정제(Carvon tablets)

자작나무 숯(Carbo betulae)과 캐러웨이[61] 씨앗의 혼합물.

위장에 가스가 찰 때 쓴다. 식사 직후에 한 알에서 두 알을 먹는다.

진사/황철석(Cinnabar/Pyrites)

동종요법으로 효능화된 D20 속에서 자연 발생하는 수은 산화물 (cinnabar)과 효능화된 D3 속의 황화철(pyrites).

인후염에 쓴다. 알약 한 개를 입안에서 녹이며, 하루에 다섯 번까지 복용한다.

콤부도론 연고와 로션(Combudoron ointment and lotion)

도로니컴속 식물의 화합물(Arnica montana)과 작은 쐐기풀(Urita urens).

---

61 [역주] 캐러웨이(caraway): 산형과의 한해살이풀 또는 두해살이풀. 흰 꽃이 산형(繖形) 화서로 피고 열매는 갈색이다. 씨는 향신료로 쓴다. 유럽과 서아시아가 원산지이다.

화상 치료를 위해 고안되었다. 1도와 2도 화상, 뜨거운 물에 덴데, 햇볕에 탄 데, 벌레에 물려 생긴 염증, 말벌에 쏘인 데에 아주 효과가 있다는 사실이 밝혀졌다. 로션은 약 1 대 10의 비율로 희석해서 목욕물이나 젖은찜질 헝겊에 풀어서 쓴다. 화상을 입은 후 가능한 한 곧, 그리고 그 후에도 며칠 동안 규칙적으로 발라주어야 한다. 가벼운 상처에는 상처 부위에 연고를 바르는 것이 더 편리하다.

구리 연고(Copper ointment)

냉기가 있을 때 손과 발의 혈액순환을 촉진한다. 하루에 두 번 마사지를 잘 해준다. 연고가 직물의 자국을 남길 수 있음에 주의해야 한다. 발을 치료할 때는 오래된 양말이 쓸모가 있다.

감기 특효약(Cough elixir)

아니스 씨앗(Pimpinella anisum), 양아욱 뿌리(Althaea officinalis), 쓴 박하(Marrubium vulgare), 백리향(Thymus vulgaris) 추출물, 그리고 동종요법으로 효능화한 끈끈이주걱(Drosera), 브라질 토근(Cephaelis ipecauanha), 서양 할미꽃이 함유되어 있다.

특히 코감기에 걸렸을 때 기침을 그치게 하고 가래를 삭여준다. 세 시간마다 한 티스푼을 그냥 먹거나 적은 물에 타서 먹는다.

마사지 크림(Massage balm)

도로니컴 속 식물, 라벤더, 로즈마리, 그리고 자작나무 잎 추출물을 함유한다.

근육통과 근육 경련을 수반하는 광범한 질환을 치료하는 데 효과가 있다. 아픈 부위를 날마다 두 번 또는 필요한 만큼 잘 마사지해준다.

질경이 콤프 연고(Plantago comp. ointment)

큰 질경이(Plantago)의 추출물과 장뇌[62]를 함유한다.

특히 아이들의 기침과 기관지염을 치료하는 데 쓴다. 아침과 자기 전에 가슴에 마사지해준다. 장뇌 성분 때문에 의사의 진찰 없이 3세 이하 아이들에게 쓰는 것은 적합하지 않다.

세이지 캔디 알약(Sage pastilles)

세이지와 그 밖의 약초의 추출물을 함유한다.

가벼운 인후염과 목구멍의 건조와 자극을 치료하는 데 쓴다. 증상이 지속되는 동안 한 시간에서 두 시간마다 입안에서 녹여 먹는다.

---

62 [역주] 장뇌(樟腦, camphor): 모노테르펜에 속하는 케톤의 하나. 독특한 향기가 있는 무색의 고체로, 물에 잘 녹지 않으며, 유기 용매에 잘 녹는다. 상온에서 승화하기 쉽다.

실리세아 콤프(Silicea comp.)

동종요법으로 효능화된 실리카(석영), 벨라도나[63](Atropa belladonna), 질산은(Argentum nitricum)이 함유된다.

급성과 만성의 부비강염, 즉 흔히 말하는 축농증을 치료하는 데 쓴다. 뜨거운 물에 섞은 유칼립투스 오일 같은 흡입제와 함께 쓸 수 있다. 하루에 네 번 다섯 알을 먹어야 한다. 증상이 지속된다면, 의사의 관리가 필요할 수 있다.

위에 설명한 약들은, 주류 의학의 약 이외에 이 약들을 사용하는 데 열린 태도를 가진 사람이라면 일반의를 포함한 어떤 의사도 처방할 수 있다. 가정에서도 안전하게 치료제로 쓸 수 있다.

처방 약

다음 목록의 약들은 어떤 의사라도 처방할 수 있지만, 가정에서 쓰는 치료제로는 부적합하다. 이 약들은 의사가 다루어야 하는 조건을 가진 것들이거나, 영국의 현존 규정 하에서는 (POM, 즉 '처방전이 있어야만 파는 약(Prescription-Only Medicine)'에 지시된 대로) 의사의

---

63 [역주] 벨라도나: 가짓과의 여러해살이풀. 높이는 1미터 정도이며 잎은 달걀 모양이다. 잎겨드랑이에 어두운 갈색 꽃이 피고 열매는 검은색의 장과(漿果)를 맺는다. 독(毒)이 많으며 잎은 진경제(鎮痙劑), 진통제로 쓰인다.

처방으로만 사용할 수 있기 때문이다.

아피스/벨라도나(Apis/Belladonna)

에리시도론 I(Erysidoron I)로 불리기도 한다. 동종요법으로 효능화한 꿀벌 독(Apis mellifica)과 벨라도나(Atropa belladona)를 함유한다.

급성 국부 감염증, 특히 급성 편도선염, 부스럼, 유선염처럼 붉은 기미와 열이 있을 때 쓴다. 급성 시기 동안 두 시간에서 세 시간마다 물에 다섯 방울을 타는 것이 정량이다. 때로 한 시간마다 카보 베툴라에[64] 5% / 황(Sulfur) 1% 알약(이전에는 에리시도론 II로 알려진 것)과 번갈아 준다. 이 두 가지를 함께 처방하면, 해결되지 않은 오래된 국부 감염을 치료하는 데 특히 도움이 될 수 있다.

아피스/레비스티쿰(Apis/Levisticum)

동종요법으로 효능화한 꿀벌 독과 러비지[65] (Levisticum officinalis).

의사의 관리하에 귓병, 특히 중이염을 치료하는 데 쓴다. 두 시간에서 세 시간마다 다섯 알까지 먹는다. 아기에게는 먼저 티스푼 하나의 물에 녹여서 줄 수 있다.

---

64 [역주] 카보 베툴라에(Carbo Betulae): '탄화된 자작나무'라는 뜻.

65 [역주] 러비지(lovage): 미나리과의 약초.

카보 베툴라에 콤프(Carbo Betulae comp.) (POM)

비어켄콜레 콤프(Birkenkohle comp.)라고 알려지기도 한 것으로, 자작나무 숯(Carbo betulae), 카모마일 뿌리 추출물(Matricaria chamolilla), 그리고 동종요법으로 효능화한 안티몬(stibium)을 함유한다.

설사에 쓴다. 급성의 경우에는 두 시간에서 세 시간마다, 그렇지 않을 때는 하루에 세 번 한 캡슐을 복용한다.

디스키 콤프 c. 아르젠툼(Disci comp. c. Argentum) 또는 디스키 콤프 c. 스타노(Disci comp. c. Stanno) (POM)

은이나 주석과 함께 붉은 개미 즙(formica)과 대나무 마디(Bambusa e nodo)가 함유된, 동종요법으로 효능화된 물질의 혼합물.

척추에서 시작되는 좌골신경통, 요통, 그 밖의 신경통 증상을 포함한, 급성 또는 만성의 등과 목의 다양한 상태에 필요하다. 대개 증상이 시작되는 곳 근처에 1밀리리터 앰플을 피부밑 주사한다. 상태가 심한 정도에 따라 하루 또는 일주일에 세 번 주사할 수 있다. 이러한 상태에서 주류 의학이 주로 의지하는 경향이 있는 통상의 진통제와는 달리, 이 약들은 자연스러운 치유 작용을 촉진하는 데 목표가 있다. 주류 의학의 진통제가 필요할지라도, 증상이 해소됨에 따라 이 약들은 재빨리 사용이 중단될 수 있는 경우가 매우 종종 있다.

페럼 포스 콤프(Ferrum Phos. comp.) (POM)

동종요법으로 효능화한 투구꽃(Aconitum napellus), 브리오니아[66]
(Bryonia alba), 유칼립투스나무 잎(Eucalyptus), 등골나물(Eupatorium),
황화철(Ferrum phosphoricum), 사바딜라[67] 씨앗(Schoenocaulon
officinalis)이 함유된다.

감기와 감기 같은 상태에, 특히 어린아이에게 쓴다. 감기의 첫 번
째 징후가 있을 때 두 시간에서 세 시간마다 다섯 알을 혀 밑에 넣
고 녹이면 감기가 더 진전되는 것을 예방하는 데 충분하다. 아기에
게는 두 알을 한 티스푼의 물에 넣고 녹여서 똑같은 빈도로 주어야
한다.

젠시도(Gencydo) (POM)

레몬 추출물(Citrus medica)과 마르멜루[68](Cydonia)가 함유된다.

건초열과 알레르기성 비염에, 일주일에 두 번에서 세 번 1밀리리터
의 앰플을 주사한다. 건초열의 발병을 예방하기 위해서는 1월과 2월
에 3주에서 6주 과정으로 주사할 수 있다. 이렇게 하면 나중에 그해

---

66 [역주] 브리오니아: 유럽산 박과 식물.
67 [역주] 사바딜라: 멕시코산 백합과의 약용 식물.
68 [역주] 마루멜루: 장미과의 낙엽 소교목. 높이는 5~8미터이며, 잎은 달걀 모양
또는 긴 타원형이다. 봄에 희거나 연붉은 꽃이 핀다. 열매는 서양배 모양으로
노란데 겉에 회백색 솜털이 빽빽하게 나 있으며, 달고 향기가 있어 날로 먹거나
잼·마멀레이드를 만드는 데 쓴다. 중앙아시아가 원산지로 프랑스 남부, 에스파
냐, 포르투갈 등지에 분포한다

동안 언제든 심하게 발병하는 것을 근본적으로 줄일 수 있고, 증상을 단순히 억제하기보다는 더 오래 지속되는 효과를 얻을 수 있다.

인플루도(Infludo) (POM)

황화철 대신에 동종요법으로 효능화된 인을 사용한다는 점 이외에는 페럼 포스 콤프와 같은 성분이고 알코올을 함유한다.

감기와 감기 같은 질병, 그리고 열을 동반한 감기에 쓴다. 인과 알코올의 함유 때문에 인플루도는 아이에게 적합지 않다(아이에게는 페럼 포스 콤프를 주어야 한다). 급성 질환 시기에는 한 시간마다 적은 양의 미지근한 물에 다섯에서 여덟 방울을 타서 쓰고, 병이 잦아들면 하루에 두 번에서 네 번을 쓴다. 환자가 완전히 회복해서 2차 감염과 회복 뒤의 쇠약을 예방할 수 있을 때까지는 이 투여량이 지속되어야 한다.

이스카도르(Iscador) (POM)

겨우살이 조제약(Viscum album)을 앰플 주사로 투여하는 것. 헬릭소르와 비스쿰 압노바라는 두 가지 다른 약이 (수입되어) 영국에서는 의사에 의해 지정된 환자에게 처방되기도 한다.

모든 종류의 암과 암으로 발전되기 전 단계 상태의 치료를 위해 쓴다. 환자의 일반적인 육체적이고 정신적인 상태를 개선한다는 사실이 밝혀졌다. 통증 완화에, 그리고 암에 심리적으로 적응하는 데에 도움을 주기도 한다(13장을 보라).

메노도론(Menodoron)

냉이(Capsella bursa-pastoris), 스위트 마조람(Origanum majorana), 서양톱풀(Achillea millefolium), 오크(Quercus cortex), 쐐기풀(Urtica dioica) 등 약초 제제의 알코올 추출물.

불규칙한 주기, 무월경, 생리통, 월경 과다증, 월경 전 긴장을 포함하는 다양한 월경 문제 치료에 쓴다. 월경 주기의 이상에 대한 첫 번째 처방 약이며 하루에 세 번 적은 양의 물에 열에서 열두 방울을 타는 것으로 대개 처방한다.

실리세아 콤프(Silicea comp.) (POM)

가정에서 쓸 수 있는 치료제 목록의 항목도 보라.

급성 또는 만성의 부비강염을 치료할 때는 주사 앰플이 알약보다 더 강력한 효과를 내는 경향이 있고, 심한 경우에는 의사의 관리 아래 사용한다.

Healing for Body, Soul and Spirit

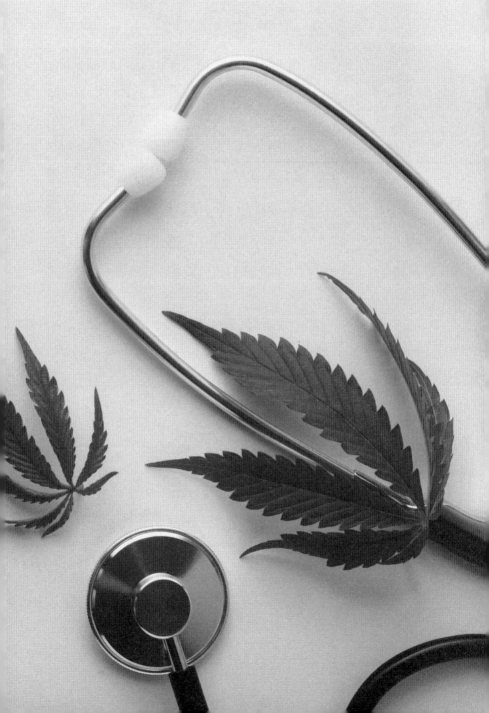

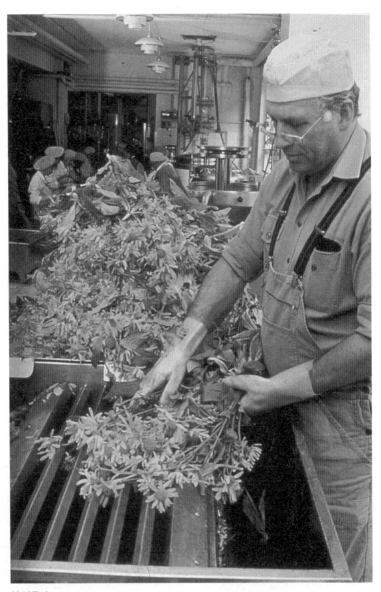

약 만들기

15

약과 법률

전 세계의 정부들에 의한, 약에 관한 현행의 세부 규정은 1960년
대의 탈리도마이드 사건[69] 때문에 처음 촉발된 것이다. 대부분의 나
라들의 규정에서는 안전과 질과 효능이 있는 약이라는 증거 서류를
요구한다. 요구되는 증거 서류의 본질은 주류 의학에 기반을 둔 제
약 회사에서 새로운 화학 약품을 연구하여 출시할 때 만드는 종류

---

69 [역주] 탈리도마이드(Thalidomide) 사건: '탈리도마이드'는 1950년대에 독일에
서 개발된 최면제로서 입덧 완화제로 판매되었는데, 이를 복용한 임산부에게
서 단지증의 기형아가 태어나 사회문제가 된 약물 위해 사건을 말한다. 5년 동
안 판매되었는데, 유럽에서 8000명, 전 세계에서 1만 명 이상의 기형아가 태어
났다.

의 것이다. 질에 관한 증거 서류에서는 그 약의 화학적 정체와 순수성을 설명하는 경향이 있다. 안전의 증거는 대개 동물실험에 기초하고, 효능에 관한 증거 서류는 임의 임상 시험에 기초한 것이다. 이러한 임상 시험에서는 더 큰 집단에서 임의로 선택된 환자들의 한 집단에게 특정한 약을 투여하고, 나머지 환자들에게는 속임약[70]으로 치료하여 그 결과를 대조한다. 어느 집단에도 속하지 않은 환자들은 자신들이 실제 약을 받는지 속임약을 받는지를 안다. 이상적인 방식에서는 약을 투여하고 나서 그 결과를 측정하는 사람들도 어느 약이 어느 약인지를 알지 못한다. 이중맹검법의 임상 시험이란 환자들과 약을 투여하는 의사들 모두가, 특정 환자가 무엇을 받는지 모르는 것을 말한다.

이런 종류의 증거는 새로운 주류 의약을 발견하고 출시하는 것에 관계되는 반면에, 이것은 약초요법과 동종요법과 인지의학의 약이 개발되어온 방식이 아니다. 이러한 시험의 비용은 막대해서 천연 의약품 생산자들의 예산으로는 대개 감당할 수 없다. 대개 더 완만하게 나타나고 더 전반적인 건강 개선을 얻기 위해 처방되는 천연 의약품의 효능보다는 구체적 결과, 예컨대 혈압을 낮추는 데 아주 초점을 맞추어온 강력한 주류 의약의 효능을 증명하는 것이 더 쉽다.

여러 나라에서 의약 관련 법안이 도입된 1960년대와 1970년대에

---

70 [역주] 속임약(placebo): 실제로는 생리 작용이 없는 물질로 만든 약. 젖당·녹말·우유 따위를 이용하며, 어떤 약물의 효과를 시험하거나 환자를 일시적으로 안심시키기 위해 투여한다.

는, 법규의 틀이 주류 의약만을 본보기로 한다면 천연 의약품을 시장에서 배제하는 부작용을 낳을 거라는 우려가 있었다. 그러한 법규를 필요하게 만든 것이 주류 의약의 안전 문제였기 때문에, 다른 것이 아닌 훨씬 더 안전한 특성을 가진 그러한 약이 금지된다면 그것은 아이러니일 것이다. 이러한 의약품에 적절한 법규를 만들어내기 위해 환자 집단, 의사 집단, 그리고 천연 의약품 제조업자의 대표자들이 여러 나라에서 캠페인을 벌였다.

1992년에 유럽에서는 동종요법 약품에 관한, 그리고 2004년에는 약초 의약품에 관한 유럽연합 지침이 발효되었다. 동종요법 약품에 관한 지침에서는, 10만분의 1의 희석에 해당하는 소수점 4자리 이상의 효능화로 외용 또는 복용의 약을 투여한다면 목록화한 어떤 지표 없이도 동종요법 약품이 출시될 수 있는 단순화된 등록 제도를 마련해주었다. 국가별 규칙이 제정될 가능성도 있다. 이 두 가지 유럽연합 지침을 통해, 사람들이 약초와 동종요법 의약품을 쓰는 것이 아주 안전해졌다. 하지만 인지의학 약품에 대한 적절한 허가 제도는 아직 없다. 몇 가지는 기준에 맞아서 동종요법 의약품이나 약초 의약품으로 등록될 수 있지만, 가장 중요한 인지의학 의약품의 대부분은 그렇지 않다. 인지의학 의약품에 맞는 진전된 법규 없이는, 그 미래가 유럽에서는 계속 불안정하다.

영국의 법률

영국에서는 동종요법 의약품과 약초 의약품에 대해 심각하지 않은 질환이나 자기 한정성의 질환을 치료하는 지침을 주는 국가 법규가 제정되었다. 주류 의약품의 질과 안전 기준을 충족하는 것이 여전히 필요하지만, 주류 의약품과 똑같은 방식으로 효능을 증명할 필요는 없다. 그 대신에 동종요법 전통 안에 있는 전통적 사용법의 목록화된 증거는 제시해야 한다. 이런 방식으로 허가를 받은 천연 의약품 포장의 글귀에서는 이 약의 사용 지침이 오직 전통적 사용법에 기초한 것이라고 말해야 한다.

영국에서는 특정 제품의 허가를 관장하는 당국인 의약품과 의료 제품 규제 공사(the Medicines and Healthcare products Regulatory Authority: MHRA)를 자문하기 위해 두 개의 전문가 자문위원회, 즉 동종요법 의약품의 등록을 위한 자문위원회(the Advisory Board for the Registration of Homeopathic Medicinal Products: ABRH)와 약초 의약품 자문위원회(the Herbal Medicines Advisory Committee: HMAC)가 설립되었다. 두 위원회에는 주류 의학의 의사, 독물학자, 약학자뿐만 아니라 동종요법과 약초 의약품의 전문가들도 있다. 근래에는(2017) 두 위원회에 적어도 한 사람의 인지의학 의사가 있다.

실제로 1968년 이전에 출시된 모든 약은 제품 면허권(Product Licences of Right PLRs)을 부여받았고 이에 따라 거의 모든 인지의학 약도 처음에는 이 면허권을 받았다. 2012년에 발표된 인체용 약제의 법규가 준비되고 있을 때 PLRs를 중단할 것이 제안되었고, 이에 따라 영국 시장에서는 아주 소수의 인지의학 약만이 제조 면허를 받게 되었다. 인지의학협회와 벨레다와 협력하여 환자 조직이 대대적인 캠페인을 벌인 뒤에 이 위협은 일시적으로 물러났다.

근래 들어(2017) 이 PLRs를 중단하기 위한 더 큰 변화가 있다. 주사할 수 있는 약은 의사의 처방에 따라 환자 개인이 수입하는 것이 가능하다 할지라도, PLRS의 허가는 모두 상실될 것으로 보인다. 동종요법이나 전통 약초 의약품으로 분류될 수 없는 어떤 인지의학 의약품도 허가받지 못하게 될 것이다. 이렇게 되면 PLRs로부터 애초에 허가받았던 인지의학 의약품의 수가 2000개가량에서 30~40개 정도로 줄어들게 될 수 있다.

유럽 대륙

독일에서는 천연 의약품의 지지자들이 법률의 변화를 강제하여 복수의 의료 접근이 법적으로 인정받게 되는 결과를 낳았다. 의학적 약초학, 동종요법, 인지의학은 현존하는 유럽연합 지침에서 허용되는 것을 넘어서기 때문에 이후 로마조약[71] 위반으로 이의 제기를

---

71 [역주] 로마조약(Treaty of Rome): 유럽경제공동체(EEC)를 설립하기 위해 만들어진 조약(1957~93).

받아온 일이었음에도, 각 분야의 전문 의사협의회가 지명하는 전문 가들로 구성된 자체의 의약품위원회를 각각 부여받았다.

프랑스에서는 이 나라가 유럽연합 지침에 묶여 있다는 사실에도 불구하고, 인지의학 약품이 매우 어려운 위치에 있어왔다. 이 나라 에서는 인지의학 약의 대다수가 **특별 처방** 조제로만 처방될 수 있 는데, 이는 의사가 각각의 성분을 적어서 약사에게 개별 환자를 위 한 혼합물 조제를 허용하는 처방에 따른다는 것을 뜻한다. 이것은 의사에게 아주 힘든 처방전 기를 요구하는 것인데다 미리 제조된 약 을 가로막는 것이기 때문에 약의 배급을 어렵게 한다.

이탈리아에서는 인지의학 약품이 모두 스위스와 독일에서 수입된 다. 프랑스와 비슷한 정도로 어렵게 특별 처방 조제로 쓸 수 있다.

유럽연합 회원국이 아닌 스위스는 인지의학 약품에 대해 가장 자 유로운 규정이 있다. 대체의학을 모든 건강보험의 적용을 받게 하고 의과대학에서 가르치게 하는 국민투표 결과가 나왔다. 인지의학은 여섯 가지 형태의 특화된 대체의학 가운데 하나이다. 인지의학 약품 은 스위스 약전에 포함되고, 규정을 통해 실제로 모든 인지의학 약 품이 다양한 기준 아래에서 허가되었다.

미국

미국에서는 약품이 출시되기 전에 식품의약국(the Food and Drug

Administration: FDA)의 승인을 받아야 한다. 이것은 일반적으로 제조업자가 그 약의 효능, 안전성, 질의 광범위한 증거를 당국에 제출해야 한다는 것을 뜻한다. 인지의학이나 동종요법 약품들은 FDA가 준수 정책 지침(compliance policy guide)을 내놓아서 이 약품들의 지위가 불분명해진 1988년까지는 이 방식으로 승인되었다. 이 지침에서는 전국에 걸쳐 동종요법 약품의 출시를 통제하는 조건을 규정했다. 상점에서는 가벼운 질환을 치료하는 것이라면 처방전 없이 약품을 팔 수 있다. 해로운 농도를 지녔을 가능성이 있는 독성 물질과 더 심각한 질환에 쓰이는 약품은 처방전이 있어야 팔 수 있다.

모든 동종요법 약품은, 포장재에 지시 사항을 쓰지 않는 것이 관행적 시험을 면제받는 조건으로 일반화되어온 유럽에서와는 달리, 사용법에 대한 지시 사항을 기입해야 한다. 동종요법 약은 다양한 상태를 치료하는 데 종종 사용될 수 있기 때문에, 제조업자가 한두 가지 질환으로 결정해서 포장재에 인쇄하는 것은 매우 어려울 수 있다. 완전한 목록을 다 적을 공간도 없을뿐더러, 이렇게 목록으로 만든 지시 사항은 그 약의 사용법에 관해 협소한 관점을 낳을 수 있다.

『미국 동종요법 약전(The Homeopathic Pharmacopoeia of United States)』은 동종요법 약의 표준을 적은 주된 책이다. 약용 물질이 공식적인 약으로 받아들여지기 위해서는『약전』의 적격 기준을 충족해야 한다. FDA의 정책 지침에서는 인지의학 약품에 관해 특별히 언급하지 않지만, 인지의학에서 사용되는 여러 효능화된 물질들은

『약전』의 목록에 있기 때문에, 이 물질들은 주사용 앰플로 조제되는 약에 포함되는 것으로 인정된다. 이것은 약전에 관한 FDA의 인식이 대다수의 인지의학 약품을 미국에서 법적으로 사용할 수 있게 해주었음을 뜻한다. 목록에 없는 것이 약전에 포함되기 위해서는, 그 약의 치료 효과를 보여주는 광범위한 증거와 더불어 상세한 연구서를 제출해야 한다. 인지의학에서 사용되는 100가지가 넘는 물질이 아직 목록에 포함되지 않기 때문에, 인지의학 치료가 충분히 이용되기 위해서는 할 일이 많이 있다.

다른 많은 나라에서는 미국이나 유럽에서 일어나고 있는 일에서 약품 규제의 본보기를 찾고 있다. 이런 이유로 이 지역들의 진보를 큰 관심을 갖고 지켜보아야 하는데, 그렇게 하는 것이 전 세계에서 천연 의약품을 이용할 수 있게 하는 데 가장 도움이 된다고 여겨지기 때문이다.[72]

---

72 14장과 15장 전체의 이해를 위한 참고 문헌: H.H. 쾨프·B.D. 페터슨·W. 샤우만, 『생명역동 농업 입문(Biodynamic Agriculture: An Introduction)』(Rudolf Steiner Press, UK, 1990). 유기농법, 자연농법과 생명역동 농법 사이의 차이에 관한 설명을 포함한, 생명역동 농업과 원예에 관한 상세한 논의.

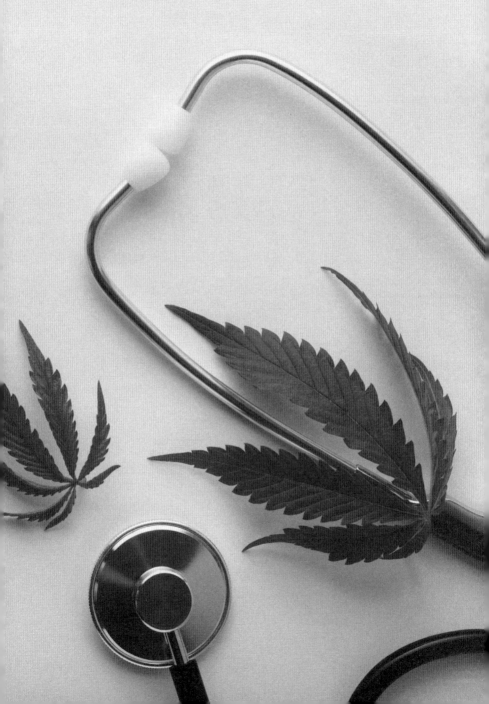

Healing for Body, Soul and Spirit

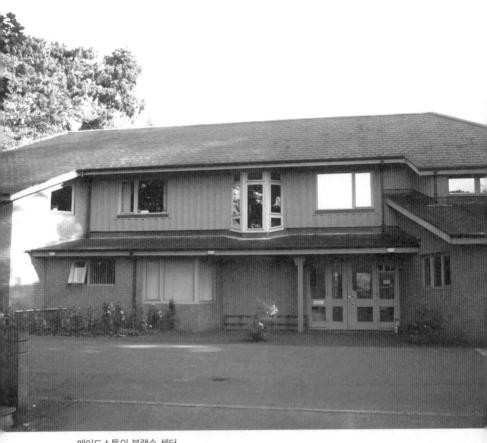

메이드스톤의 블랙손 센터

치유를 위한 공동체와 기구

인지의학의 방법이란 사용되는 치료법과 치료제만큼이나 환자가 치료받는 환경까지 포함하는 것이다. 또한 의사와 간호사와 치료사가 함께 일하는 방식, 이들이 보수를 지급받는 방식, 그리고 의료 서비스가 자금 면에서 지원받는 방식을 포함한다. 인지의학에서는 의료진이 서로 관련을 맺고 결정을 내리는 방식이 치료 결과에 깊이 영향을 미칠 수 있다고 여겨진다. 인지의학에 관한 중요한 강연에서 루돌프 슈타이너는, 인지의학이 고립된 개개인을 돕는 것을 넘어 사회에 실제로 기여하고자 한다면 보건 제공에 정신적 시각을 포함할 수 있는 사회제도를 세우는 것이 중요하다는 점을 강조했다.[73]

1970년대 말에, 슈타이너가 위의 강연에서 개괄한 사회적 이상과 맥스웰 존스의 발상과 같은 정신의학 내의 치유 공동체의 발상에 영감을 받아, 파크 애트우드 클리닉이 영국 워세스터셔에 건립되었다.[74] 이 선도적 기관에서는 사회 환경을 만들어 그 환경이 특정 치료법과 약의 사용만큼이나 사회적으로 치유의 기능을 할 수 있어야 한다는 점을 강조했다. 불행하게도 파크 애트우드 클리닉은 재정적 이유로 2003년에 문을 닫았다.

파크 애트우드 클리닉의 작업

파크 애트우드 클리닉을 건립했을 때 그 목표는 육체의 질병이나 정신 질환을 앓는 사람들이 대부분의 병원이 지닌 치료소의 분위기가 아니라 실제의 집처럼 느낄 만한 장소에서 도움을 줄 센터를 만

---

73 슈타이너, 「우리 안의 보이지 않는 사람(The Invisible Man Within Us)」, 『지상의 지식과 천상의 지혜(Earthly Knowledge and Heavenly Wisdom)』(Anthroposophic Press, USA, 1991).

74 1940년대와 1950년대에 두 사람의 의사 데이비드 클라크와 맥스웰 존스는, 병원 또는 병동을 운영할 때 통상적 위계 구조에서 벗어나 모든 의료진과 심지어 환자들까지 포함하는 집단 의사결정의 방법을 만들었다. 치유 공동체에 관한 그들의 개념에서는, 정신과 병동의 관리가 어떻게 이루어지느냐에 따라 환자들에게 이로울 수도 해로울 수도 있는 것이라고 보았다. 그들은 관리상의 결정이 대부분 고문 의사나 수간호사에 의해 내려지고 위계적인 분위기가 나머지 의료진과 환자들을 수동적으로 만들어 그들의 자발성과 창의적 조언을 가로막는 점에 주목했다. 그들이 권한 더 민주적인 체계가 많은 정신과 병동에서 아직도 실행되고 있지만, 정신의학 전체 내에서는 여전히 소수가 채택하는 방법이다.

드는 것이었다. 모든 인지의학 치료를 주거 장소에서 제공하는 것이었다. 이 치료소에는 열네 개의 침대, 하나의 외래환자실, 세 명의 전임 의사와 한 팀의 간호사들이 있었다. 또한 치유 마사지, 물 치유, 오이리트미 치유, 그리고 그림 그리기와 조각을 포함하는 예술 치유를 제공했다. 모든 치유법을 망라하여 의료진이 서로 도우면서 집중된 치료 프로그램으로 통합하는 것이 가능했다. 사례 연구회 체계를 만들어서 의사와 간호사와 치료사들이 해야 한다고 느끼는 것에 관해 곧장 성급한 결론을 내지 않은 채 각자가 자신이 환자에 관해 관찰한 것을 설명했다.

이 경험은, 각자의 직업에서 나오는, 환자에 대한 서로 다른 인식을 이 모임에서 공유하는 것이었다. 의사는 환자의 병력과 인생사의 여러 면, 건강진단의 결과를 가져왔다. 치유 마사지사는 환자 몸 안의 온기의 분포, 근육 체계와 몸 조직들의 긴장 상태를 설명했다. 치유 오이리트미스트는 환자가 움직이는 방식의 이미지를 가져왔고, 예술 치료사는 환자의 창의적 표현을 설명했다. 이에 더해 간호사는 24시간 돌봄을 통해 얻은 환자의 육체적이고 심리적인 상태에 관한 견해를 제시했다. 이러한 관찰들을 모음으로써 진단의 기조가 대개 잡혔다.

이러한 기조는 주류 의학의 진단을 종종 질적으로 확장해주었고, 환자와 환자의 질병을 이해하게 해주는 더 폭넓은 그림을 그려주었다. 이 진단의 의미는 필요로 되는 공통된 치료의 방향을 가리켜주었다. 이러한 폭넓은 지표는 각각의 전문가들에 의해 세부적인 치료

계획으로 구체화될 수 있었는데, 그것이 의사의 적절한 처방, 필요한 간호 치료의 형태, 그리고 예술 치유가 취해야 할 방향으로 나타났다. 사례 연구회의 각 구성원이 치료와 창의성 면에서 모두 이런 방식으로 책임성을 발휘했다. 이것은 의사 혼자서 진단하고 환자에게 처방하고 다른 치료사들에게 지시를 내릴 때와는 아주 다른 과정이었다. 각각의 치료사가 독립된 진단을 하고 고립된 채 치료를 할 때 나타나게 될 경우와도 아주 다르다.

함께 일하는 사람들에게 영향을 미칠 수 있는 또 다른 사회적인 면은 일과 보수의 관계와 연관된다. 슈타이너는, 사람들이 자신의 행위에 대한 책임과 관련된 카르마와 진정한 자유의 감각을 발전시키고자 한다면, 일과 보수의 관계는 깨어지든지 적어도 느슨해져야 한다고 말했다. 예컨대 군대에 있는 사람들은 명령을, 즉 그 직업에서 요구하는 것을 따른다. 따라서 그들의 행위는 다른 사람들에 의해 결정되기 때문에, 그들은 자유와 책임을 지휘관에게 넘겼다고 말할 수 있다. 이와 마찬가지로, 일에 대해 보수를 받는 사람들은 고용주의 지시를 받기 때문에 그들의 행위의 자유는 그들의 노동에 대한 보수를 준비하는 사람들에 의해 제한된다. 그들이 제한을 받는 정도는 엄청나게 다르지만, 이것은 종종 '나는 내 일을 할 뿐이야'라는 태도로 이어지는데, 특히 이중의 도덕성을 변명하기 위해 그렇게 된다. 의료 행위를 할 때 의사와 치료사는 환자의 생명과 관련된 세세한 일을 다루게 되기 때문에 환자의 미래에 직접 영향을 미칠 수 있다. 이것은 환자의 특정한 삶의 역정, 그리고 환자가 스스로 결정을 내릴 수 있는 자유에 대한 감수성과 존중을 요구한다. 의사와 치료사들은 치료에 임하겠다고 결정할 때 이 점을 고려해야 하는 반면에, 치료의 자유와 책임감을 유지하기도 해야 한다.

파크 애트우드 클리닉의 의사와 치료사들은 이러한 원칙을 그들이 일하는 방식 속으로 통합하고자 했다. 예컨대 의료진의 보수는 특정한 일보다는 개인적 상황에서 비롯된 필요와 더 관계되었다. 이것은, 대가족을 부양하는 사람은 누구든 그들 각자가 하는 일과 관계없이 미혼자보다 보수를 더 많이 받기가 쉽다는 것을 뜻했다. 선문직의 많은 사람들은 자신의 동기가 봉급보다는 일 그 자체에서 나온다는 것을 깨닫게 되는데, 파크 애트우드의 그 같은 방식은 이러한 느낌을 강화했다. 훨씬 더 노력을 많이 요하는 일의 방식이었다. 예컨대 이러한 체계는 덜 엄격한 직무 분석표, 그리고 그저 지시를 따르기보다는 필요한 일을 하는 것과 함께 가는 경향이 있었다. 이것은 여러 가지 일에 대한 더욱 폭넓은 인식과 다른 사람들이 필요로 하는 것에 대한 책임 있는 태도를 요구했는데, 어떤 한 사람의 보수의 수준도 공동체 전체에 대한 경제적 결과를 가져왔기 때문이다. 공동체에 대한 더욱 강한 감각은 이런 방식으로 일하는 것의 결과였고, 많은 주의를 기울이는 사례 연구회의 결과와 함께 이것은 환자들에게 매우 이로운 치유 환경으로 경험되었다.

영국의 의료는 두 가지 주요 범주, 즉 국민건강보험(National Health Service: NHS)과 민간 의료로 나뉜다. NHS는 무료의 의료를 당연한 권리로 제공하는 반면에, 민간 의료는 정해진 가격을 지불해야만 이용할 수 있다. 민간 의료는 경제 영역의 상품과 더 비슷한 것으로 취급된다. 파크 애트우드 클리닉을 설립한 사람들에게는, NHS의 긍정적인 면이란 이 치료를 재력과 상관없이 모든 이가 이용할 수 있는 점인 것으로 보였다. 그러나 그 결점은, 이 제도가 국가의 통제를 받고 국가의 관료제에 전형적인 관료 주도권의 억압에 시달린다는 점이었다. 이것은 환자가 선택할 수 있는 것을 제한하고, 환자 스스로 건강에 책임을 느끼는 것을 격려하지 않았다. 환자들은 의료 제공자를 뒷받침할 필요성 또한 느끼지 못하게 되었는데, 무제한의 금액이 세금으로 충당되는 것으로 보였기 때문이다.

민간 의료의 긍정적인 면은 의료 제공자의 더 큰 자율성과 환자에게 발생하는 선택의 자유와 책임감인 것으로 보였다. 하지만 한 가지 중대한 단점은, 충분한 재력을 가진 환자들만이 의료를 얻을 수 있고 건강이 사고파는 상품처럼 취급되는 경향이 있다는 점이었다. 파크 애트우드 클리닉의 설립자들은 의료가 권리나 상품으로 보여서는 안 된다고 느꼈다. 그들은 의료를 취급하는 가장 좋은 방식은 그것을 환자에게 주는 선물로 취급하면서, 이상적이라면 그러한 의료의 제공이 이 치료소에 대한 기부나 선물로 다시 지원받는 것이라고 생각했다.

파크 애트우드 클리닉이 작은 병원으로 건립되었을 때, 의사들은 NHS 병원들의 방식에 따라서 그들이 가진 재력에 상관없이 누구에게나 그들의 의료 서비스를 제공하고 싶었다. 인지의학을 후원하는 사람들이 정기 기부를 할 수 있는 공익신탁이 설립되었다. 치료를 받는 동안 환자는 고정된 요금 대신에 자신의 재력에 맞게 기부금을 낼 수 있게 되었다. 입원하는 동안 기부금을 내지 못했다면, 퇴원 뒤에 이 신탁에 정기 기부자가 될 것으로 기대되었다. 등록된 요양 시설로서 이 치료소는 민간 의료보험 회사들로부터 지불금을 받을 수도 있었다.

초기 몇 년간은 정기 기부의 유입이 이 치료소 운영비의 3분의 1가량을 감당하기에 충분했다. 또 다른 3분의 1은 치료 기간 동안 환자들의 기부로 충당되었지만, 나머지 3분의 1은 여전히 자선단체들로부터 얻어야 했다. 한동안은 NHS 인지의학 일반 진료 환자들의 일부는 NHS의 자금 지원을 받았지만, 곧 치료 기간 중에 있는 환자들의 기부에 더 많이 의존하게 되었다. 경기 침체 동안 환자 수가 감소했고 2003년에는 치료소가 자금 문제 때문에 문을 닫을 수밖에 없었다.

하지만 NHS의 자금 지원과 민간 의료의 통상적 자금 지원의 바깥에 존재했음에도 불구하고, 파크 애트우드는 30년이 넘는 기간 동안 많은 환자에게 독특한 서비스를 제공했다. 생명의 위기나 심각한 질병을 앓던 환자들이 인간적 돌봄의 환경에서 통합된 치유 지원을 경험했다. 많은 이들에게 이것은 삶의 전환점이 되었다. 의사와 치료사들에게는 이것이, 인지의학과 치유가 혁신적인 공동체의 상황 속에 뿌리박는다면 무엇을 제공할 수 있을지 확신케 해주었다.

성 누가 의원

주류 의학의 대안이라기보다는 확장을 목표로 유지하면서 인지의학은 자리를 잡은 각 나라의 주된 의료 서비스 규정 안에서 폭넓게 발달해왔다. 인지의학은 주류 의학에 적대하는 것이 아니라 그 체계 안에서 작업하면서 주류 의학의 의료 체계를 확장하고 개혁하고자 한다. 영국에는 이러한 소수의 의원이 있다.

글루세스터셔 스트라우드의 한 의원인 성 누가 의원(St Luke's Medical Practice)에서는 약 4000명의 환자에게 의료 서비스를 제공했다. 환자들은 주류의 일반 의료 서비스뿐만 아니라 인지의학 치료도 제공한 일반 의원에 감사했다. 이 의료에는 인지학 건축가들이 특별한 목적으로 설계하고 만든 건물에 머무는 치료사와 상담사들이 연결되었다. 최상의 주류 일반 의료를 인지의학 약품 처방 및 치료와 통합하여 주류 의학 약품의 처방을 다른 지역 보건소들의 수준으로 실제로 줄일 수 있었다. 감사원(National Audit Office)에서 마련한 한 연구에서는, 기대보다 낮은 90퍼센트의 항생제 처방이 비스테로이드 항염증약과 진통제 처방의 유사한 감소로 이어진다는 사실이 증명되었다. 이것들은 현재 일반 의원에서 위험할 정도로 과도하게 처방되는 약들이고 항생제 내성 세균의 성장과 연관성이 있다. 이 사실은 인지의학이 현재의 심각한 의료와 보건 문제에 기여할 수 있는 잠재적 가능성을 보여준다.

인지의학 약품이 일반의(GP)가 처방하는 어떤 약과 마찬가지로

NHS에서 비용을 지급받았지만, 성 누가 의원의 전체 약품 예산은 비교 가능한 의원보다 30퍼센트가량 적었고, 이것은 NHS에 상당한 비용 절감을 가져다준 것이었다(공중 보건국(Public Health)의 한 회의적인 관리는 일반의들이 환자를 충분히 치료하지 않는 결과로 더 많은 병원 응급 입원이 발생한 것인지도 모른다고 말했지만, 최근 성 누가 의원의 응급 입원율 조사를 보면 글루세스터서 카운티에서 가장 낮다는 것을 알 수 있는데, 이것이 병원 응급 입원으로 인한 과중한 부담을 실질적으로 줄여주었다). 하지만 이렇게 절약된 금액을 이 의원이 전혀 넘겨받지 못했다.

NHS의 일반 의료는 만성질환 환자들을 치료하고 정밀하게 살펴보는 목표를 달성하는 데에서 수입을 점점 더 많이 충당해왔다. 성 누가의 환자들은 만성질환이 있는 경우가 더 적었기 때문에 그들의 '만성 질병 기록'은 더 적어서 의료 수입의 감소를 낳았다.

NHS가 가진 실질적 금액을 절약해주고 NHS를 압박하는 문제 일부를 경감해주기도 했음에도, NHS 자금 지원의 그 밖의 여러 관료주의적 기벽 때문에 이러한 인지의학 의료는 재정이 불리해졌다. 성 누가 의원의 두 사람의 동업자가 은퇴할 나이가 되었을 때, 이 점이 새로운 의료 동업자들을 모집하는 데 주된 장애가 되어 NHS 자금 지원 의료는 2015년에 끝나게 되었다.

성 누가 치유 센터는, 지금 불리는 이름 그대로, 약 열두 명의 인지의학과 보완의학 치료사, 여섯 명의 상담사, 그리고 네 명의 시간제 인지의학 의사가 머물면서 사적 차원에서 환자를 돌보고 있다.

그 밖의 인지의학 일반 의원

현재 영국에는 위와 유사한 도전을 견디고 살아남은 인지의학의 NHS 지원 일반 의원이 몇 개 있다.

켄트의 메이드스톤에 있는 블랙손 센터(Blackthorn Centre)는 인지학 건축가가 설계한 영국 최초의 의료 센터에 입주해 있다. 블랙손 신탁(Blackthorn Trust)의 도움을 받아 일군의 치료사와 함께 일할 뿐만 아니라, 그들은 장기간의 통증을 겪고 있는 환자들뿐 아니라 장기간의 정신건강 문제를 지니고 있는 환자들을 돕는 데에서도 선도 역할을 해왔다. NHS의 자금 지원을 받는 블랙손 통증 관리 서비스에서는 인지의학 약품, 리듬 마사지, 예술 치유, 전기 치유 상담(biographical counselling), 오리리트미 치유를 제공한다. 바로 옆의 '블랙손 가든, 카페, 그리고 수공예 작업장(the Blackthorn Garden, Café and Craft Workshop)'에서는 장기간의 신체적 질환이나 통증 또는 정신건강 문제를 가진 환자들에게 사회 복귀 프로그램을 제공한다.

이 지역 의료 서비스를 책임지는 보건 당국의 관리자는 블랙손 신탁의 작업을 일반 의료에서 가장 흥미로운 발전 가운데 하나라고 설명했다. 이 당국에서는 치료사 봉급의 70퍼센트를 지불하고 나머지는 의원의 수입으로 충당하는 데 동의했다. 이 덕분에 그 치료사들은 전통적으로 이런 방식으로 자금 지원을 받은 간호사와 접수 직원들과 마찬가지로 NHS의 일부가 된다.

블랙손에 자극을 받은 또 다른 NHS 의원은 애버딘 근처에 있는 캠프힐 의원이다. 처음에 이 의원은 애버딘 캠프힐 학교(the Camphill School Aberdeen)와 뉴튼 디 캠프힐 빌리지(Newton Dee Camphill Village)에서 학습에 어려움을 겪는 아이들과 성인들에게 의료를 제공하기 위해 세워졌지만, 지금은 애버딘 지역의 대중 모두에게 개방하여 NHS 일반 의료의 모든 서비스를 제공한다.

이 의원과 연계된 자선단체가 캠프힐 건강 신탁(the Camphill Wellbeing Trust)인데, 여기에서는 인지의학 약품, 예술 치유, 오이리트미, 예술과 치유 또는 상담을 선택할 수 있는 간호와 같은 인지학을 지향하는 확장된 치유를 제공한다. 이러한 부가 서비스는 지역민에게 국한되지 않는다. 학습에 어려움을 겪는 개인에 대한 여러 가지 특별 서비스를 유지하면서, 그들은 광범위한 장기간의 건강 문제를 겪는 사람들과 암 환자들에게 (겨우살이 치료를 포함한) 거주하면서 받는 인지의학 치료를 제공하기도 한다. 환자들은 1주에서 3주간에 걸쳐 주입과 주사를 통해 집중된 겨우살이 치료를 제공받는다.

브리스틀에 있는 헬리오스 의료 센터(Helios Medical Centre)에서도 인지의학 약품과 치료법을 쓸 수 있는 모든 NHS 일반 의료를 제공한다. 이 센터의 의사들 가운데 한 사람은 학습에 어려움을 겪는 아이들을 위한 특수한 치료소를 운영하면서 그들의 특별한 필요에 맞는 폭넓은 인지의학 약품과 치료를 제공한다. 의사들 가운데 또 다른 한 사람은 브리스틀 암 센터(Bristol Cancer Centre)와 관계를 맺으면서 암 환자들을 위해 이스카도르 치료와 그 밖의 인지의학 치료제를 처방한다.

NHS와는 관계없이, 웨스트 미들랜즈의 스타우어브리지에 있는 엘리시아 치유 센터(the Elysia Therapeutic Centre)에서는 의사가 제공하는 인지의학 치료뿐만 아니라 폭넓은 범위의 인지의학 치료, 즉 리듬 마사지, 오이리트미, 상담, 전기 작업(biography), 심리 치료, 치유 예술을 제공한다. 웹사이트 www.elysiahealth.org를 통해 일반 대중에게 조언과 만남을 제공하기도 한다.

이 센터의 개척자 가운데 한 사람인 멜라니 테일러는 오아시스 그룹 작업(Oasis Group Work)을 발전시켜오기도 했다. 이것은 예술 작업과 전기 공유를 포함하는 세 가지 과정에 1주 단위로 짜이는 프로그램이다. 이것은 개인들을 위해 고안된 프로그램인데, 그들 중 많은 사람이, 그들의 삶을 변화시켰고 때로는 사회적 격리를 낳은 장기간의 건강 문제와 마주하고 있다. 이 그룹 활동들은 매우 귀중한 사회적 지원뿐만 아니라 환자가 마주하는 어려운 삶의 경험 속에서 의미를 발견하는 일이 수반되는 기회를 준다. 이 그룹들은 각각 두 사람의 상담사와 치료사가 이끌며 현재 이러한 그룹들은 스타우어브리지, 헤리퍼드, 스트라우드에서 운영된다.

네덜란드와 독일

일반 의료에서 다양한 치료사들을 참여시키는 것은 특히 네덜란드에서 개척되었는데, 이 나라에는 많은 도시가 이 정책에 따라 운영하는 의료 체계가 있다. 일반적으로 한 그룹의 의사와 치료사들이 큰 집 한 채를 그들 스스로 '세라페우티쿰(therapeuticum-'치유의 집'이라는 뜻, 옮긴이)'이라 부르는 것으로 개조했다. 이런 센터에서 환자 그룹들이 만들어졌고, 자신의 육체적이고 정신적인 건강을 스스로 돌보는 방법을 교육받았다. 이 교육과정에는 자연식품의 가치, 인지학적 아이 돌봄 방법, 명상과 그 밖의 수행, 인지의학에 관한 강연과 같은 과목이 포함된다. 환자의 능동적 참여가 독려받고, 예술 치유에서 요구하는 창조성과 함께, 이 교육과정들은 약을 먹고 육체의 치료를 받는 것과 연관된 상당히 수동적인 역할을 상쇄하는 데 기여한다. 이 환자 그룹들은, 미국에서 그랬던 것과 마찬가지로 네덜란드에서도 위협에 맞닥뜨려온 천연 의약품의 입수 가능성을 지키는 데 도움이 되기 위해 단합하기도 했다. 80명 이상의 인지의학 일반의가 네덜란드의 국민 보건 체계 안에서 일한다.

독일에도 네덜란드와 비슷한 국민 보건 체계가 있다. 독일에는 천연 의약품의 아주 강한 전통이 있어서 가정의의 반수 이상이 약초 의약품을 처방한다. 수백 명의 인지의학 개업의와 인지의학 의약품 일부를 처방하는 수천 명의 의사가 있다. 70에서 100개의 병상이 있는 몇 군데의 특수 병원이 있는데, 이 중에는 인지의학 암 연구

센터 가운데 하나인 카루스 연구소(Carus-Institut)와 연결된 포르츠 하임 인근의 외셸브론 병원(Klinik Öschelbronn)이 있다. 네덜란드와 마찬가지로 국가 보조 제도와 민간 보험 제도 두 가지 모두를 포함하는 일반 의료 체계에 모든 것이 통합되어 있다. 이 제도들이 어떤 주류 의학 병원들에서와 마찬가지로 인지의학 병원에서도 환자에게 자금을 지원한다. 이러한 병원들뿐만 아니라, 검은 숲(the Black Forest)의 도시 프라이부르크 인근의, 100개의 병상을 지닌 정신병원인 프리드리히 후제만 클리닉(Friedrich Husemann Klinik)도 있다.

독일에서 인지의학 의료의 주요 발전은 세 곳의 큰 지역에서 일반 병원의 설립과 함께 이루어졌다. 루르에 있는 헤르데케(Herdecke) 병원, 슈투트가르트 교외에 있는 필더클리닉(Filderklinik), 그리고 베를린의 하벨회에(Havelhöhe)에 있는 지역사회 병원이 그것들이다. 이병원들에서는 사고와 응급, 수술, 소아과, 산과와 부인과, 일반 의료와 집중 치료를 포함하는, 구역 내 어느 일반 병원에서도 찾아볼 수있을 만한 모든 전문 치료를 제공한다. 주류 의학의 모든 방법을 쓸수 있지만, 그 방법들은 인지의학 약품, 물리적 치료와 예술 치유의사용을 통해 확장되기도 한다. 이러한 규모의 병원을 세우고 운영하기 위해서는 새로운 형태의 재정 구조를 개발해야 한다.

독일에서는 병원이 시나 주 당국에 의해, 루터 교회나 가톨릭교회 같은 종교 조직에 의해, 또는 적십자 같은 자선단체에 의해 대개운영된다. 그 밖의 병원은 사적인 사업이어서 사기업과 똑같은 방식으로 운영된다. 인지의학 병원은 '공익을 위한 지역사회 병원', 즉 자선단체와 비슷한 비영리 회사로 설립되었다. 이 병원들은 지도적 위치에 있는 의사와 간호사와 관리자들의 모임에 의해 운영되는데, 의사들은 개인 부담 환자를 치료하는 데에서 얻는 어떤 추가 수입도 병원에 기부한다. 이 돈은 치료사들의 채용 비용이 건강보험 제도의 인정과 지원을 받지 못했을 때 치료사들에게 치료비를 지불하는 데 사용되어왔다. 훈련과 연구를 뒷받침하는 데에 사용되기도 한다.

헤르데케 병원과 필더클리닉은 모두 국가에서 인정하는 간호 교육, 그리고 주류 의학과 인지의학의 기술 두 가지 모두를 제공하는데, 두 병원 중에 더 큰 헤르데케에는 독립되어 있지만, 완전히 인가받은 대학이 건립되어 의료 교육을 제공한다. 이 대학에서는 학생들에게 국가 의학 고시를 치르도록 준비시키면서도, 주류 의학의 힘뿐만 아니라 한계도 드러내 보여주면서 주류 의학에 비교적 비판적으로 접근하는 방법을 제공하고, 인지의학의 방법을 함께 소개받는 기회를 준다.

헤르데케 대학의 임상약학과에서는 동물에 대한 임상 실험과 시험을 통해 약을 평가하는 주류의학 방법의 문제점에 관한 여러 학술 논문과 책을 출간했다. 그 주요 저자인 게르하르트 킨레(Gerhard Kienle)의 작업과 노력이 독일 의료법의 변화를 강제하는 요인이 되어, 그러한 시험을 모든 약품 허가의 기초로 요구하는 관행을 뒤집었다. 헤르데케는 신경외과처럼 대학 병원에서 요구하는 여러 전문과를 지원하고, 발달한 진단 이미지 장비를 가진 선도 병원이 되었다. 이 병원은 주류 의료의 선두에 있으면서도 주류 의료의 올바른 역할을 계속 유지하면서 인지의학의 의료가 제공하는 모든 기회를 통해 그것을 보완하는 것을 목표로 삼았다.

결론

통틀어 말해서 인지의학의 목표는, 주류 의학과 함께 작업하면서도 인간에 관한 정신적 앎에서 얻는 통찰을 통해 주류 의학을 확장하는 것이다. 실제로 인지의학은 관행 형태의 의료 서비스 안에서 작업하지만, 이러한 통찰력에 기반을 둔 혁신을 도입한다. 이용 가능한 인지의학 의료의 범위는 작은 일반 의료 서비스에서 지역의 일반 병원과 의과대학으로 확장되고 있다. 이러한 병원과 대학은 미래의 주류 의학으로 발전할 수 있는 예를 보여준다.

인지의학은 의료의 모든 면에서 실질적으로 기여한다. 그렇게 하여 인지의학은 주류 의학 의료의 본질인 압도적으로 물질주의적이고 환원주의적인 인간관의 균형을 잡아주는 데 도움이 된다. 인지의학은 주류 의학과 마찬가지의 물질주의적이고 환원주의적인 세계관에 지배되는 경향이 있는 사회 전반에 균형의 영향력을 가져다주는 데 도움을 줄 수도 있다.

사진 출처

p.18 메리골드 꽃(Credit: http://maxpixel.freegreatpicture.com/ Blossom— Orange—Flower—Bloom—Marigold—Calendula—2023150)

p.74 불(Credit: Wikicommons)

p.92 아르니카 꽃(Credit: https://www.flickr.com/photos/59161444@ N05/16421053145)

p.131 음악 오이리트미 치유(Credit: https://commons.wikimedia.org/ wiki/File:Winter_Aconite_Flower_5135.jpg)

p.142 마사지(Credit: Park Attwood Clinic)

p.156 젖은찜질 헝겊 만들기(Credit: Michael Evans)

p.168 어머니와 아들(Credit: istockphoto/malerapaso)

p.236 영국 일키스턴의 벨레다 사(Credit: Michael Evans)

p.256 약 만들기(Credit: Weleda, UK)

p.266 메이드스톤의 블랙손 센터(Credit: Michael Evans)

부록

인지학협회

세계

General Anthroposophical Society

Goetheanum

4143 Dornach, Switzerland

www.goetheanum.org/en/aag/anthroposophical-society

영국

Anthroposophical Society in Great Britain

35 Park Road, London NW1 6XT

www.anthroposophy.org.uk

미국

Anthroposophical Society in America

1923 Geddes Avenue

Ann Arbor MI 48104-1797

www.anthroposophy.org

다른 나라들

인지학협회는 전 세계 약 60개국에 존재한다.

자세한 것은 괴테아눔 사이트 참조: www.goetheanum.org/en/
aag/adressen/

인지의학 병원, 치료소, 의사

영국

등록된 인지의학 의사들의 정보는 인지학 보건 복지 위원회(the
Council for Anthroposophic Health and Social Care)에서 찾아볼 수 있
다. www.cahsc.org

더 많은 정보는 인지의학의 환자와 친구들(the Patients and Friends
of Anthroposophic Medicine)에서 이용할 수 있다. www.PAFAM.
org.uk

치료사들과 협력하는 몇몇 일반의들

Blackthorn Medical Centre (NHS doctors and therapists) St
Andrews Road, Maidstone ME16 9AN, www.blackthorn.org.uk

Camphill Medical Practice (NHS doctors) and Camphill
Wellbeing Trust (therapies, etc.) St John's, Murtle Estate,
Bieldside, Aberdeen AB1 9EP.

www.camphillwellbeing.org.uk

Helios Medical Centre (NHS doctors) 17 Stoke Hill, Bristol BS9 1JN,

www.heliosbristol.co.uk

Elysia Therapeutic Centre (therapies and doctor) 52 Bowling Green Road, Stourbridge DY8 3RZ, www.elysiacentre.org

Oasis Group Work (art and biographic therapies, run in various places), www.elysiacentre.org/therapies/oasis_group_work.php

Raphael Medical Centre (neuro-rehabilitation and nursing home) Hollanden Park,

Coldharbour Lane, Hildenborough, Tonbridge TN11 9LE,

www.raphaelmedicalcentre.co.uk

St Luke's Therapy Centre (therapies and part-time private doctors) 53 Cainscross Road, Stroud, GL5 4EX, www.stlukestherapycentre.co.uk

미국

Information from Physicians Association for Anthroposophical Medicine, 4801 Yellowwood Ave, Baltimore, MD 21209, www.paam.wildapricot.org

캐나다

Canadian Anthroposophic Medical Association, Kenneth McAlister MD, Hesperus Community, 201–1 Hesperus Road, Thornhill, Ontario L4J 0G9. Email: dr.k.mca@rogers.com.

오스트레일리아

Australian Anthroposophical Medical Association, www.aamaanthro.com

뉴질랜드

New Zealand Association of Anthroposophical Doctors (NZAAD). Dr Roger Leitch, Email: rleitch@titan.co.nz www.anthroposophy.org.nz/initiatives/health–and–wellbeing/

필리핀

Philippine Association of Anthroposophic Health Practitioners Inc. (PAAHPI), Dr Rosalinda Maglana, Email: moonmaglana@gmail.com

남아프리카공화국

Anthroposophical Medical Association in Southern Africa,

Syringa Medical and Therapeutical Centre, 4 Wembley Avenue, 7800 Plumsted,

Email: gwaymes@pharma.co.za

독일

Filderklinik, Im Haberschlai 7, 70794 Filderstadt, www.filderklinik.de

Herdecke Gemeinschaftskrankenhaus, Gerhard−Kienle−Weg 4, 58313 Herdecke, www.gemeinschaftskrankenhaus.de

Klinik Havelhöhe, Kladower Damm 221, 14089 Berlin, www.havelhoehe.de

Klinik Öschelbronn, Am Eichhof 30, 75223 Niefern−Öschelbronn, www.klinik−oeschelbronn.de

Friedrich Husemann Klinik (psychiatric clinic), Friedrich−Husemann−Weg 8, 79256 Buchenbach, www.friedrich−husemann−klinik.de

Siebenzwerge, Fachklinik für Drogenkrankheiten (drug addiction clinic), Grünwanger Str. 4, 88682 Salem, www.siebenzwerge.info

스위스

Casa di Cura Andrea Cristoforo, Via Collinetta 25, 6612 Ascona,
casa-andrea-cristoforo.ch

Klinik Arlesheim, Pfeffingerweg 1, 4144 Arlesheim, www.
klinik-arlesheim.ch

Paracelsus-Spital, Bergstrasse 16, 8805 Richterswil, www.
paracelsus-spital.com

인지의학 약품 제조업체와 배급업체

세계

Information from www.weleda.com and www.wala.de/english

영국

Weleda (UK) Ltd, www.weleda.co.uk

미국과 캐나다

Weleda Inc, www.weleda.com

오스트레일리아

Weleda, www.weleda.com.au

뉴질랜드

Weleda, www.weleda.co.nz

인지의학 의사 양성 기관

의사 양성을 위한 인지의학 대학원 교육과정은 독일, 스위스, 네덜
란드, 브라질, 스웨덴, 헝가리, 영국에 설립되었다. 이 교육과정들은
1년 동안의 정규 과정에서 3년에 걸친 임시 과정까지 다양하다. 상
세한 설명은 www.anthroposophic-drs-training.org에 있다.

자체의 교육과정을 운영하기 위한 교육 자료가 없는 나라들을 위
해 스위스의 괴테아눔에 있는 정신과학학교 의학 부문에서는(서문
을 보라) (현재까지) 18개국에 국제 의학대학원 연수 과정(International
Postgraduate Medical Trainings)을 만들었다. 이 가운데에는 영어를
쓰는 오스트레일리아, 미국, 필리핀, 인도 등의 나라들이 포함된다.

이 연수 과정에는 멘토 참가자들에게 그들의 인지의학 업무를 실습
할 기회를 부여하는, 5년에 걸쳐 해마다 이루어지는 일주일 과정이
포함되어 있다. 상세한 설명은 www.medsektion-goetheanum.
org/en에 있다.

어떤 인지의학 교육에서도 중심이 되는 것은 새롭고도 독립된 방식
의 세계 관찰과 사고의 기회이다. 이 목적을 위해 이 교육에서는 독
립된 사고와 사색을 낳는 세밀한 자연 관찰 연습을 포함한다. 이것

은 개인이, 독립된 사고와 실행을 망각게 할 수 있는 주류의 교육과 그에 이어지는 관행에 의존하기보다는, 자신의 관찰과 창의적 사고를 소중하게 생각할 수 있게 해준다.

이 교육의 또 하나의 요소는 루돌프 슈타이너의 일부 저작을 공부하는 것이다. 그는 자신의 독자들에게 그를 믿을 것이 아니라 그의 글에 자극받아 스스로 사고할 것을 되풀이해서 주문했고, 자신의 관찰과 공감의 힘을 심화하는 것뿐만 아니라 각 개인이 독립적으로 사고하는 것의 중대성을 상조했다. 그래서 공부하는 텍스트들은 정보를 흡수하고 기억하기 위해서보다는 사고와 사색을 연습하기 위한 자극제로 다루어진다. 이에 더해 특별히 참가자 개인의 정신적 발전을 위한 수업들이 있다.

더 상세한 설명은 이 책의 '**인지의학 병원, 치료소, 의사**'에서 찾아볼 수 있다.

건강 관련 전문인 양성 기관

1980년대 이래로 여러 학문 분야가 협력하는 **정신건강 교육과정**(Training in Mental Health)이 운영되어왔다. 이것은 각각 3일에서 5일의 열두 교과목 단위로 구성되는 3년 과정이다. 이 과정에서는 참가자들에게 정신건강 영역의 이해와 기술을 발전시킬 기회를 제공하고, 인지학의 관점에서 심리 치유의 이론과 실습을 통해 창조적 대화 면에서 인간 발달을 다룬다. 학제 간 집단 작업 속에서 이러한 주제들을 탐구하는 기회가 있다. 동료 집단의 상호 지도 작업은 자기반성적 실습을 촉진하고 이 교육과정이 참가자들 자신의 일과 생활에 연결되도록 해준다. 상세한 설명은 www. mentallealthseminar.ork.uk에 있다. 미국에는 영국의 정신건강 교육과정에 해당하는 **인지학 상담 심리 세미나**(Anthroposophic Counselling Psychology Seminar)가 있다. 상세한 설명은 www. AnthroposophicPsychology.org에 있다.

영국에 있는 **오이리트미 치유 교육과정**(Eurythmy Therapy Training)에서는 오이리트미스트들에게 스위스 도르나흐에 있는 괴테아눔 의학 부문에서 주는 국제 수료증을 가지고 오이리트미 치유 분야에서 일할 수 있게 준비해준다. 이 교육과정은 학생들에게 국제적으로 인정받는 오이리트미 치유의 예술 석사(Master of Arts in Eurythmy Therapy) 자격을 주기도 한다. 2년에 걸쳐 이루어지며 총 22주가 되는 다섯 개의 교육 구획 단위들로 구성된다. 경험에 의한 학습을 강조하고 주제 기반 강연과 실습수업을 결합한다. 이 단위들에 더해 학생은 자격을 가진 오리리트미 치료사들의 지도하에 관찰과 현장 실습 단위들을 이수해야 한다. 상세한 설명은 www. eurythmytherapytraining.org.uk에 있다.

간호 교육과정(Nursing Training)은 서섹스 포레스트 로우에 있는 에머슨 칼리지의 2년 임시 과정인 인지학 의료 과정(Anthroposophic Health Care Course)에서 제공한다. 이 교육과정에서는 전문적 의료 교육을 제공하는데, 여기서 이론은 서로 대화를 나누며 직접 해보는 방식을 통한 실습과 발견에 기초를 둔다. 그 내용에는 개념, 관찰, 토론, 예술, 사색, 실습의 작업과 인적 네트워크 작업이 포함되고, 동료 간의 지원과 협력을 독려받는다. 상세한 설명은 www. emerson.org.uk/anthroposophic-healing을 보라. 미국에는 현재 인지의학 간호사 교육과정이 있는데, 이것은 의사들의 연간 IPMT 수업과 병행하는 교육과정으로 운영된다. 상세한 설명은 aamta.org 를 보라. 뉴질랜드에는 온건강 사격증(Certificate in Holistic Health)을 주는 타루나 칼리지의 교육과정이 있다. 상세한 설명은 www. taruna.ac.nz/course-and-workshops/holistic-health/에 있다.

전기 상담(Biographical Counselling) 수료 과정에서는 인지학의 관점에서 상담을 하는 전문 교육과정을 제공한다. 전기 상담에서는 11장에서 다룬 것처럼 개인이 평생 겪은 특별한 어려움과 각 시기에 담긴 잠재력을 의식한다. 이 교육과정은 3년에 거쳐 이루어지는데, 지금은 서섹스의 포레스트 로우에 있는 에머슨 칼리지에 근거를 두고 있고 영국 상담과 심리 치유 위원회의 인가를 받았다. 상세한 설명은 www.biographywork.org/bdst-diploma-course.php 에 있다.

또한 에머슨 칼리지에는 자격증을 가졌고 경험이 있는 상담사, 심리 치료사, 상담 심리학자, 임상 심리학자, 정신과 의사들에게 열린 **인지학 심리 치료 과정**(Anthroposophic Psychotheraphy Course)이 있다. 그 안에는 13개의 세미나가 있고, 이 과정을 마치면 괴테아눔에 있는 정신과학학교의 의학 부문에서 주는 심리 치료, 정신의학, 심신의학에 관한 인지학 관점의 국제 자격증(International Certificate in Anthroposophic Perspectives on Psychotherapy, Psychiatry, and Psychosomatics)을 받을 수 있다. 인지학의 유기적-심리적-사회적-정신적 방향은 다른 심리 치료 교육을 확장하고 보완할 수 있다. 이 교육과정에는 강연뿐만 아니라 인지학 심리 치료 교육과 작은 그룹 활동을 위해 개발되어온 워크숍 실습도 포함되는데, 이것은 참가자들의 학습을 그들이 현재 하는 임상 작업에 연결해준다. 상세한 설명은 www.emerson.org.uk/anthroposophic-psychotherapy에 있다.

인지학 예술 치유(Anthroposophic artistic therapy) 교육과정은 서섹스의 이스트 그린스테드(East Grinstead)에 있는 토비아스 예술과 치유 학교(Tobias School of Art and Therapy)에서 제공한다. 이 교육과정을 마치면 도시와 길드 레벨 7(City and Guilds Level 7, 석사에 해당)을 받을 수 있다. 예술 작업과 함께, 이 과정에는 인지학의 관점과 현대 심리학과 정신의학의 관점에서 보는 인간 발달의 교육이 포함된다. 전문적 경계 안에서 사람들과 전문적 접촉을 만들고 유지하는 방법뿐만 아니라 상담의 기법도 교육받는다. 상세한 설명은 www.tobiasart.org에 있다.

리듬 마사지(rhythmical massage)의 2년 교육과정은 물리치료사, 간호사, 그리고 마사지 치료 사무국(General Council for Massage Therapies) 같은 규제 단체가 인정하는 지압 교육을 받은 사람들에게 열려 있다. 리듬 마사지 기술의 학습과 실습 이외에도 이 교육과정에는 의학 연구, 일반 인지학 예비 수업과 예술 수업이 있다. 구획 단위 수업들 사이에 리듬 마사지 교육생들은 그들의 마사지 기술을 사용하기 전에 현장 실습을 해야 한다. 현재 영국의 교육과정은 글루스터셔의 스트라우드에서 이루어진다. 상세한 설명은 www.rhythmicalmassagetherapy.co.uk에 있다. 미국에서는 의사들이 매년 받는 IPMT 수업과 함께 스트라우드의 교육과정에 상응하는 교육과정이 운영된다. 상세한 설명은 www.rhythmicalmassagetherapynorthamerica.org/training에 있다.

다른 나라들의 치유 교육과정(Therapy training in other countries)은 www.mesektion-goetheanum.org/en을 통해 찾아볼 수 있다.

온건강, 내가 만드는 인간 네 요소의 균형

수많은 사람이 있는 것처럼
수많은 건강이 있다.
각자를 위한
그만의 건강이 있다.

Es gibt so viele Gesundheiten
wie es Menschen gibt:
für jeden Menschen
seine individuelle Gesundheit.[1]

루돌프 슈타이너

---

1   https://www.friedrich-husemann-klinik.de/(프리드리히 후제만 클리닉 홈페
   이지)
   프리드리히 후제만(Friedrich Husemann, 1887-1959)은 독일인 의사이자 정신
   의학자로 의과 대학생 시절에 루돌프 슈타이너를 만나 슈타이너의 인지학을 배
   워서 인지학에 기반을 둔 인지의학과 정신의학의 체계를 저술로 정리하고 정신
   과 치유 요양소를 지었다. 현재 '프리드리히 후제만 클리닉'이라 불리는 이 요양
   소는 독일 프라이부르크 인근의 부헨바흐(Buchenbach)에 있다. 이 책에서도 이
   곳을 소개한다.

1. 우리가 일상에서 경험하는 현대 주류 의학의 역설적 교훈

30대에 접어든 그는 사춘기 때보다도 더 심한 얼굴 염증으로 고민이 꽤 심했다. 큰 대학 병원의 피부과 전문의를 찾았다. 의사는 그의 얼굴을 잠깐 들여다보더니 아무 말도 묻지 않고 이렇게 말했다. "여드름이네요." '진료'는 30초도 채 안 되어 끝났고, 그는 무슨 약의 처방전 하나를 받았다. '여드름 환자'는 누구나 받는 '매뉴얼' 처방전이라는 걸 알았다.

60이 가까운 나이에도 그는 여전히 얼굴에 '여드름'이 잘 난다. 그러나 병원에 갈 생각은 안 한다. 오래전에 들은 '진단' 이상을 기대하지 않기 때문이기도 하지만, 자신의 경험과 성찰과 얼마간의 지식을 통해서도 얼굴 염증이 언제 심해지고 완화되는지를 웬만큼 알 수 있기 때문이다. 피부 건강과 긴밀히 연관된 비장과 장, 폐 등이 선천적으로 약한 데다 지성 피부의 체질을 타고났다는 점, 머나먼 대륙에서 바다를 건너기 전 방부제가 듬뿍 뿌려진 밀가루에 역시 그 대륙에서 온 원료로 만든 GMO 기름으로 잔뜩 범벅이 된 음식을 오랫동안 많이 먹어서 타고난 장기의 상태와 지성 피부가 악화되었다는 점, 그리고 무엇보다도 스트레스를 심하게 느낄 때 그 스트레스를 그대로 마음속에 품은 채 과음을 하면 얼굴 염증이 더 심해진다는 점이 그가 꽤 오랜 세월 자기 자신(의 변화 과정)을 관찰해서 스스로 얻은 진단의 일부이다(건강과 관련된 그의 자기 진단의 내용과 근거는 이보다 훨씬 많지만 생략한다).

그가 그동안 이런 진단에 따라 실천하니 분명히 효과가 있었던 얼굴 염증의 치료법을 정리해보았다. 첫째, 타고난 체질의 문제를 생각하면서 그 체질을 악화시킨 음식을 되도록 피하고 반대로 그 체질을 바람직한 쪽으로 변화시킬 수 있는 음식을 찾아서 먹는다. 둘째, 무엇보다도 스트레스를 스스로 관리하는 게 특히 중요하므로, 스트레스를 품은 채 과음하는 일은 최소한 하지 않도록 스스로 마음을 다스리려고 늘 노력한다. 셋째, 스트레스를 잘 관리하기 위해서뿐만 아니라, 타고난 체질의 약점 보완을 포함하여 건강을 구성하는 모든(!) 요소 사이의 균형(!!) 상태를 잘 유지하기 위해 산책과 요가 등 자신에게 맞는 운동과 수행(명상)을 날마다 규칙적으로 한다.

'그'가 경험한 현대 주류 의학의 진단과 처방의 본질이 그에게만, 그의 '여드름'만에만 해당하는 것이 아님은 우리 각자의 직간접 경험을 조금만 곰곰이 반추해보면 알 수 있다. 그 본질은 현대 주류 의학이 예컨대 암과 같은 '치명적' 질병을 다루는 데에서도 똑같이 볼 수 있다. 요컨대, 첫째, 현대 주류 의학은 특정 종류의 질병에 대한 미리 정해진 처방 매뉴얼이 있는데, 그것은 질병의 근본 원인을 찾는 방법이 아니라 증상에 대응하는 치료법, 즉 대증요법이다. 둘째, 환자를 대할 때 육체만을, 그리고 그 육체를 구성하는 물질만을 주목한다. 다시 말해 환자 육체의 물질적 구성의 특징에서 환자가 지닌 질병의 특징을 보고, 당연하게도 (역시 질병의 원인이 아닌 증상에 대응하는) 물질을 사용하여 질병을 치료하는 데 집중한다. 셋째, 환자가 질병을 갖게 된 개인사의 배경을 보기는 하되, 앞의 둘째의 관점에서만, 즉 환자 육체의 물질적 특징을 만들어낸 물질적 원인을 보기 위해서만 개인사의 배경에 관심을 둔다(그런데 이렇게 보자면, '그'의 '여드름' 진단과 치료에는 둘째와 셋째의 과정조차 처음부터 빠졌다).

'그의 여드름' 이야기를 매개로 한 위와 같은 현대 주류 의학 비평은 이 책 『스스로 지키는 온건강(Healing for Body, Soul and Spirit)』에서 설명하는 인지의학의 관점에 근거한 것이다. 그런데 이 비평의 관점 속에는 두 가지 요점이 있다. 하나는 우리가 평소에 잘 의식하지 못하는 중요한 사실인데, '주류 의학'이라는 말 자체가 암시하듯이 현대의 다른 분야와 마찬가지로 현재 주류인 의학 또한 여러 의학 가운데에서 '주류'가 된 데에 역사적 배경이 있고, 그 주류 역사의 시기도 사실은 그리 오래지 않으며, 당연하게도 절대적 선이 아니며 오히려 본질상 중대한 결함이 있다는 점이다. 또 하나는 이 점과 직결되는 것이고 이 책에서 특별히 강조하여 밝히는 점으로서, 인지의학의 취지는 현대 주류 의학이 나타나기 이전의 "과거로 돌아가는 것이 아니라 주류 의학을 확장하여 인간의 정신 면과 물질 면을 모두 고려"해서 주류 의학의 성취 또한 제자리를 찾아주고자 한다는 점이다.

2. 인지(의)학에서 보는 인간과 온전한 건강

인지의학과 주류 의학의 본질적 차이는 인간의 건강을 바라보는 관점에서 나타나고, 이것은 인간관의 근본적 차이에서 비롯된다. 즉, "주류 의학의 방법은 몇 가지 면에서 발전된 의술이 있지만, 질병을 종합적으로 이해하는 데 실패한 제한되고 물질주의적인 인간관에 기초"한 반면에, 인지의학은 "인간이 자기 자신을 앎으로써 정신적 지혜의 발전을 도모"하는 인지학(anthroposophy)에 바탕을 두며 이러한 발전이 온전히 건강해지는 방법을 찾는 길이기도 하다. 요컨대 오늘날의 주류 의학은 인간을 물질적 존재로 보는 반면에, 인지의학의 바탕이 되는 인지학에서는 인간을 정신적 존재로, 좀 더 정확히 말하자면 누구든 자기 자신을 제대로 알고자 하기만 하면 정신적 지혜를 발전시킬 수 있는 존재로 보며, 물질(육체)은 인간을 이루는 하나의 구성 요소이자 "물질적 형태를 띠고 나타나는 정신"[2]으로 본다.

인지학의 관점에서 볼 때, 오늘날의 주류 의학은 물질주의(=유물론, materialism)에 기반을 둔다. 놀랍게도(?) 주류 의학의 '철학'은 유물론이다. 현대 의학이 물질주의 또는 유물론에 근거하여 주류가 된 역사적 상황을 이해하려면, 오늘날까지도 지배력을 행사하는 서양의 '19세기 문명의 사고방식'에 관해 인지학의 창시자인 루돌프 슈타이너가 어떻게 설명하는지를 보아야 한다. "정신적인 것이 실재한다는 사실"[3]을 안다는 의미에서 정신주의자라 할 수 있는 루돌프 슈타이너는 20대 후반 나이 시절에 이미 마르크스와 엥겔스 등 19세기 유물론에 근거한 사회주의자들 또한 연구했는데, 그가 보기에 "인류 역사에서 실제로 발전을 지탱하는 것은 바로 물질적·경제적인 힘이며 정신적인 것은 이런 '진정 실재하는' 하부구조의 관념적인 상부구조일 뿐이라는" "사회주의 이론가들의 이런 주장은 참된 현실에 대한 외면에 불과했다."[4] 그런데 그들의 이러한 물질주의 또는 유물론은 그들만의 전유물이 아니었고, 현대 의학까지도 지배한 이 시대의 주류의 세계관이었다.

그 물질주의 또는 유물론의 원동력이 바로 19세기 자연과학이었

---

2 루돌프 슈타이너, 『루돌프 슈타이너 자서전』, 장석길·루돌프 슈타이너 전집발간위원회 옮김, 한국인지학출판사, 2018, 371쪽.
3 위의 책, 163쪽.
4 같은 쪽.

다. 슈타이너가 보기에 "19세기 문명에 큰 영향력을 발휘하기 시작한 자연과학"[5]은 그 이전 시대에 괴테가 도달한 높은 수준의 자연 인식에서 후퇴한 것이었다. "괴테는 사람과 세계 간에 정신에 부합하는 특별한 관계를 지어줌으로써 인간의 전 분야에 걸친 업적 가운데로 자연 인식이 차지하는 위치 또한 정확하게 바로잡을 수" 있었던 반면에, 19세기 자연과학의 개념들은 무생물계, 즉 "죽은 것을 파악하는 데만 적합"[6]한 것이었다. 이러한 19세기 자연과학이 "도덕적·정신적인 것에 무관심한 이유는 간단"한데, "영혼이 깃들어 살아 있는 사람과 결합된 것이" 이 자연과학의 관점에서는 "시체에서 보듯 본래의 그 결합과 분리되어 있기 때문이다."[7] 그래서 19세기 자연과학은 도덕적·정신적인 것에 관심을 두기는커녕 더 나아가 생명 현상을 기계의 원리에 지배받는 것으로 이해했다. 아래 인용문은 슈타이너가 이전에 자신이 기고한 글을 자서전에서 인용한 대목인데, 여기에는 오늘날 주류 의학의 근거가 된 19세기 자연과학의 본질에 대한 슈타이너의 핵심 통찰이 있다.

우리의 자연관은 생명 없는 자연현상을 설명하는 데 사용하는 것과 동일한 법칙에 의거하여 유기체의 생명을 설명해야 한다는 뚜렷한 목표를

---

5 위의 책, 124쪽.
6 같은 쪽.
7 위의 책, 269쪽.

향해 나아가고 있다. 기계적·물리학적·화학적 법칙성을 동물체 및 식물체에서도 추구한다. 비록 그 형태가 끝도 없이 복잡해서 우리가 알아내기 어려울 뿐, 기계를 지배하는 것과 같은 종류의 법칙이 유기체 안에서도 작동하고 있다는 것이다. (…) 생명현상에 대한 기계론적 해석이 점점 더 확산되고 있다. (…) 기계적론 해석이 한계에 부닥치면, 그들은 우리에게 그 일은 해석할 수 없다고 말한다. (…) 우리의 자연과학적 사고는 우리의 자연과학적 경험에 비해 전적으로 뒤처져 있다. 오늘날 사람들은 과학적 사고를 몹시 치켜세운다. 그들은 우리가 과학의 시대에 살고 있다고 말한다. 하지만 이 과학의 시대는 이제껏 역사에 기록되어온 시대 중에 가장 빈곤한 시대이다. 사실 자체와 사실의 기계적인 해석에 매달리는 것이 이 시대의 특징이다. 이런 사고방식으로 생명을 이해할 수는 없다. 왜냐하면 생명을 이해하는 데에는 기계를 해석하는 것보다 더 고차적인 표상 방식이 요구되기 때문이다.[8]

1897년 당시의 상황에 대한 슈타이너의 엄중한 진단을 오늘날의 상황에 적용해본다면 어떨까? 인공지능과 메타버스가 상징하듯, 인간을 포함한 모든 생명현상을 물질주의와 기계론적 사고방식으로 보는 것이 일반적으로 훨씬 더 극단화되지 않는가? 19세기 말 당시의 문명을 지배한 자연과학의 세계관과 그것에 기초한 물질주의의 인간관이 점점 더 지배력을 확장한다는 통찰의 이면에는 이러한 물

---

8   위의 책, 397–398쪽.

질주의와 대척되는 슈타이너의 정신주의적 우주관·세계관·인간관이 있다. 그가 볼 때 "인간 유기체가 그 조직 방법이 달라지는 데 따라", 다시 말해 인간 육체의 물질 구성과 조직의 방법이 달라지는 데따라 "유기체에 스며든 정신적·영혼적 본성과 서로 다르게 연결"[9]된다. 물질이 정신의 표현이라는 말이 뜻하는 바가 이것이다. 슈타이너가 자신의 인간학에서 쓰는 ("동양의 '기(氣)'에 해당하는"[10]) 에테르체와 (별을 의미하는)아스트랄체, 그리고 자아라는 말은 인간을 구성하는 서로 다른 층위의 정신 영역의 요소를 지칭하는 용어이다.

우리는 조직 형태에서 생명 활동을 발견하며, 거기서 에테르체의 관여를 확인한다. 우리는 느낌과 지각을 담당하는 기관들을 발견하며, 거기서 신체 조직을 통해 아스트랄체를 확인할 수 있게 된다. 나의 정신적 통찰 앞에는 이와 같이 인간의 본질을 구성하는 에테르체, 아스트랄체, 자아 등의 요소가 정신적으로 존재했다.[11]

물질의 성질만으로 인간과 인간의 건강을 설명하는 것은 불가능할뿐더러 오히려 물질로 표현되는 인간의 육체에서 인간의 정신적

9 위의 책, 487쪽.
10 루돌프 슈타이너, 『초감각적 세계 인식』, 양억관·타카하시 이와오 옮김, 물병자리, 1999, 14쪽.
11 루돌프 슈타이너, 『루돌프 슈타이너 자서전』, 장석길·루돌프 슈타이너 전집발간위원회 옮김, 한국인지학출판사, 2018, 487쪽.

요소의 활동을 본다는 것이다. 생명현상이라는 면에서 인간과 공통성을 지니는 "식물과 동물의 유기체는 똑같거나 거의 같은 화학적 조합으로 되어 있지만 어마어마하게 다양한 형태를 보여준다"[12]는 사실에서도, 물질의 속성만으로 인간을 비롯한 생명현상을 설명하는 것이 근본적으로 잘못된 것임을 확인할 수 있다. 슈타이너가 인간의 정신적 요소를 설명하기 위해 도입하는 에테르체와 아스트랄체 같은 용어의 개념을 우리가 자연스럽게 받아들이지 못한다면, 그것은 우리의 사고방식이 물질주의적 인간관에 그만큼 철저히 갇혔기 때문이라고 볼 수도 있다. 위에서 슈타이너가 묘사하는 인간의 모습을 이 책에서는 의학적으로 어떻게 부연하면서 인지의학의 본질을 설명하는지 보자.

인지의학의 주된 목표는 환자의 자연 치유력을 자극하는 것이다. 이 치유력은 물질 육체를 유지하고 부패를 막는 생명력이다. 이 힘은 슈타이너가 에테르체라고 부른 일군의 비물질의 형성력으로 이루어지고 성장과 영양 공급에 특히 작용한다. 인간은 의식을 지닌 존재이기도 하여 환경을 의식하면서 감정으로 반응한다. 이러한 의식은 아스트랄체라고 불리는 제삼의 육체를 지니는 데에서 나오는데, 아스트랄체는 신경계에서 특히 작용한다. 마지막으로, 인간은 자기 자신을 독립적인 의식적 존재로

---

12 Fridrich Husemann, *Das Bild des Menschen als Grundlage der Heilkunst: 1.Band – Zur Anatomie und Physiologie* (Dresden: Verlag Emil Weisesbuchhandlung, 1941), p.36.

알고 내적으로 변화시키는 힘을 지닌다. 이것은 인간이 지닌 네 번째 요소, 즉 정신의 핵인 자아(I)를 가리키는데, 이것은 근육 활동과 피를 통해 특히 나타난다. (⋯) 인지의학 의사는 이 네 가지 면이 서로 관계 맺는 방식을 통해 질병을 이해하려고 한다. (⋯) 좋은 건강은 이러한 (에테르체의 축적의 힘과 아스트랄체의 분해 작용의-인용자) 상반된 경향이 평형 상태를 유지하는 데 좌우된다. (첫 문장의 강조는 인용자가 함.)

에테르체가 개개인의 체질과 주로 연관된 정신 요소이고, 아스드랄체는 성격과 주로 연관된 정신 요소라고 한다면, 자아는 이 두 가지에 후천적 카르마가 더해져 형성된 정신 요소라고 할 수 있지 않을까. 물질 육체와 더불어 이러한 세 가지의 정신 요소를 가지고 인간을 바라보는 인지학에 기반을 두는 인지의학이 인간의 물질 면만을 주목하는 현대의 주류 의학과 전혀 다른 치료법을 가지고 있으리라는 것은 너무도 쉽게 짐작할 수 있다. 예컨대 인지의학에서 활용하는 중요한 치료법인 동종요법의 원리는 "주류 의학에서 사용하는 방법, 즉 물질 육체의 화학적 성질과 기능에 직접 영향을 미치는 특정 화학물질의 사용을 일반적 목표로 삼는 대증요법과" "정반대이다." 대증요법은 "증상에 맞서는 효과를 낳는 약을 사용하는 것으로서, 질병이 지나치게 많은 염증으로 여겨지는 것과 관련되면 그 염증을 줄이는 치료가 이루어지고, 인슐린이 너무 적으면 인슐린을 더 많이 투여하거나 몸이 인슐린을 더 많이 만들어내도록 자극하는 약이 사용"되는 데 반해(위에서 '그'가 피부과 전문의에게 받은 처방이 바로 그런 것이다), 동종요법에서는 '효능화(potentisation)'라는 특수한 작업으로 만든 (물질로 된) 약을 쓰되 그 약의 구실은 인간의 정신 요소 가운데 특히 생명 요소인 에테르체에 행위를 가하여 에테르체의 치유 작용을 자극하는 것이다.

3. 이 책이 우리에게 주는 것

이 책이 오늘과 내일의 한국 독자에게 실제로 의미하는 바는 무엇일까? 필자가 아는 한 한국에는 인지의학을 가르치는 정규 교육기관도 없고 인지의학 의사도 없다. 이런 상황에서 인지의학에 아무리 관심이 있다 할지라도 실제로 인지의학 진료의 혜택을 받을 방법은 사실상 없다. 이 책을 번역하면서도 이 점이 고민이었다. 그렇다면 이 책에서 소개하는 인지의학이 한국 독자들에게는 그저 그림의 떡일 수밖에 없는 것일까? 그렇지 않다고 생각한다.

이 책은 위에서 살펴보았듯이 무엇보다도 주류 의학을 지배하는 물질주의의 인간관과 그 인간관이 배태한 치료법의 결함과 근본 문제에 관해 성찰하게 해준다. 더 일반화하자면, 우리 사회의 각 분야를 지배하는 '주류'의 관점을 비판적으로 바라볼 수 있는 자극제를 제공한다. 의학만 하더라도 수천 년의 역사를 가진 한의학마저 암묵적으로 또는 아예 대놓고 비주류로 취급하면서 깔보는 태도를 서양의 현대 주류 의학을 전공한 한국 의사들에게서 드물지 않게 보지 않는가? 이것은 현대 주류 의학의 본고장이라 할 수 있는 독일이 동종요법을 낳은 나라이기도 하다는 사실, 그리고 독일에서 3500여 종의 동종요법 서적이 발간되었다는 사실과 극명하게 대비된다.[13]

둘째, 그래서 이 책은 현대 주류 의학에 비판적 거리를 두게 함과 동시에 우리의 전통 의학의 가치도 새로이 생각하게 한다. "치료는 유사한 것으로만 가능하다는 의미"로 "히포크라테스가 기원전 400년에 한 말을 독일의 화학자이자 약학자, 의사인 사무엘 하네만이 약 200여 년 전 진료에 적용할 수 있도록 체계화한 것이 동종요법"[14]이라는 설명에서 알 수 있듯이, 동종요법은 한 서양인이 자기네의 고대 의학을 독창적으로 계승하여 창안한 일종의 혁신 전통 의학이고, 앞서 말했듯이 인지의학은 이 동종요법을 인지학의 관점과 체계 속에서 수용하고 활용한다. 『주역』의 사상 원리(四象原理)에 바탕을 두고 같은 질병이라도 환자 개인의 체질에 따라 처방을 달리해야 한다는 독창적 의학 이론과 진료 방법을 세운 이제마의 사상의학이 독일의 동종요법처럼, 그리고 동종요법을 활용하는 인지의학처럼 후대의 한국인에 의해 발전적·혁신적으로 계승되었는가? 동종요법의 유사성의 원리가 '이열치열'이라는 동양의 지혜와 유사하다는 설명[15]에서 암시받듯이, 19세기 이래 현대 의학이 주류로 지배적 위

---

13 최혜경, 『유럽의 대체의학 정통 동종요법』, 북피아, 2016, 11쪽.
14 위의 책, 25쪽.
15 위의 책, 24쪽.

치에 오르기 전에는 동서양을 막론하고 계승되고 존중된 고대 지혜의 핵심에 공통점이 있었다. 그 동서양 공통의 지혜를 우리야말로 되찾고 되살려야 한다는 절박한 문제의식을 이 책이 우리에게 느끼게 해준다.

셋째, 앞서도 말했듯이, 이 책에서 소개하는 인지의학은 인지학에 바탕을 두는 것으로서 무엇보다도 인간으로서 우리가 우리 존재의 본질에 관해 근본적으로 성찰하는 기회를 준다. 주류 의학의 대증요법으로 표현되는 물질주의의 인간관 아래에서는 인간의 본질에 대한 성찰, 그 본질에서 나오는 개개인의 고유한 건강 문제에 대한 특수한 치유 방법의 탐색이 근본적으로 있을 수 없다. 이것은 우리가 거대한 병원 건물에 들어갈 때 기계적 매뉴얼에 따라 진료를 받으면서 경험하는 위축감과 소외감이 반증하는 사실이다. 병원에 들어가면 모든 환자가 매뉴얼에 따라야 하는 진료의 '대상'이 될 뿐, 개개인의 고유성, 개개인의 고유하고 특수한 건강의 지표와 치유 방법을 알기 위한 의사·간호사와 환자 사이의 제대로 된 대화는 없다. 이와는 판이하게도, 이 책에서 강조하는 것처럼 인지의학에서는 의사·간호사·상담사와 각 분야의 치료사가 환자 개개인과 나누는 깊은 대화를 환자의 치료에서 절대적으로 중시한다(이 책에서 소개하는 예 가운데 52세 남자 환자의 경우가 특히 인상 깊다). "동종요법의 진료는 대화에서 시작한다"[16]는 말의 의미도 이와 마찬가지의 맥락에서 이

---

16 위의 책, 78쪽.

해하면 된다. 이런 중대한 차이가 비롯되는 인지의학과 인지학의 인간관을 접하면, 평소에 깊이 생각지 못한 인간의 본질 문제, 그리고 건강 문제의 특성을 포함한 자기 자신의 체질, 개성 등을 사색하게 된다.

4. 다시 시작한 요가, 그리고 산책

이 책의 옮긴이로서 나부터 위와 같은 성찰과 사색의 계기를 선물로 받았고, 이 계기는 실질적 변화를 낳았다. 인지학과 인지의학의 자극은 받되 참된 인간관에 관해서는 스스로 성찰하고 사고하고, 그 성찰과 사고에 바탕을 두는 일상생활과 일상의 수행·명상을 실천해야 온전한 건강을 누릴 수 있다고 생각하게 된 것이 첫 번째 변화다. 이러한 자발성은 루돌프 슈타이너가 특별히 강조한 바이기도 하다는 사실을 이 책에서 분명히 언급한다.

그는 자신의 독자들에게 그를 믿을 것이 아니라 그의 글에 자극받아 스스로 사고할 것을 되풀이해서 주문했고, 자신의 관찰과 공감의 힘을 심화하는 것뿐만 아니라 각 개인이 독립적으로 사고하는 것의 중대성을 강조했다.

이러한 성찰과 사색의 과정에서 자연스럽게 내 청년 시절의 모습이 떠올랐다. 20대 시절, (결국 한마디 허울 좋은 사과조차 없이 '천수'를 모두 누리고 엊그제 죽은) 희대의 학살자와 그 하수인들에 대한 극도의 적개심이 세상과 인간 자체에 대해 극단적이고 폭력적이고 편협한 관점을 갖게 했고, 당시의 분위기를 '팬데믹'처럼 지배한 급진적이고 간단명료한, 그래서 사실은 그만큼 추상적이고 관념적인 정치 이념이, 그리고 무엇보다도 그 바탕에 깔린 '유물론 철학'이 그 극단적 세계관·인간관의 내용을 차지했다. 그러나 돌이켜보건대, 솔직히 말하자면 유물론자로 자처한 그 당시에도 무언가 피할 수 없는 짙은 내면의 공허감이 있었다. 나름의 깊이를 갖춘 작가들의 문학 작품을 읽어봐도 그 작품에 대한 유물론적 해석은 잘 맞지 않는다는 게 마음속 한구석의 솔직한 느낌이었다. 적개심과 정치 이념의 맹목성과 공허감 속에 좌충우돌하는 과정에서 심신의 건강을 심각하게 손상한 뒤에야 유물론의 독기에서 벗어나기 시작했다.

30대 초반, 그렇게 유물론에서 벗어나는 과정에 함께한 것이 바로 요가였다. 아니, 정확히 말하자면, 요가를 하면서 비로소 경험한 것은 그 전에 겪은 주류 의학의 물질주의적 치료법의 효과와 전혀 다른 것이었고, 당시에는 그것을 분명하게 명명하지는 못했지만, 요가 수행을 하면서는 유물론에 침윤되었을 때와는 전혀 다른 차원의 느낌을 느끼고 사유를 하게 된다는 것은 분명히 깨달았다. 이것은 마치 뇌종양이 생긴 어떤 주류 의학 의사가 우연한 기회에 태극권 수행을 하게 되자 "살면서 한 번도 경험해 보지 못한 새로운 세계가 시작된 듯"[17]한 느낌을 가지며 자기 치유를 하게 된 것과 비슷하다.

이와 같은 경험의 본질을 지금은 루돌프 슈타이너를 통해 해석해볼 수 있다. 내가 요가를 하면서 경험한 것은 나에게 내재하는 정신성 가운데 초급 단계라 할 만한 것인데, 어쨌든 이것은 그 이전에는 전혀 몰랐던 것을 처음으로 배운 것과 마찬가지였다. 슈타이너는 이것을 '신비지식'이라고 표현했는데, 이것은 문자와 글쓰기를 모르는 사람이 문자와 글쓰기를 배우는 것과 마찬가지로 누구나 배워야 하고 배울 수 있으며, 배우고 나면 완전히 새로운 세계에 눈을 뜨는 것과 마찬가지라고 설명한다.[18] 그런데 이렇게 자기 안에 있는 "고차적 인간을 각성시키려면, 자신의 힘에 의존할 수밖에 없다."[19] 그리고 이렇게 해서 얻는 것이 '초감각적 인식'인데, "명상만이 초감각적 인식의 수단이다."[20] 또한 슈타이너의 제자인 인지의학 의사 후제만에 따르면, "호흡은 유기체에서 자아가 자기 자신을 체험하게"[21] 하는데, 요가에서는 다양한 호흡법을 수행과 명상 방법의 핵심으로 삼는다. 즉, 나는 초급 단계의 명상을 통해 슈타이너가 말하는 에테르체와 아스트랄체와 자아를 조금씩 체험했던 것이다.

---

17 이덕희, "새벽 수련을 시작하다", 〈브런치〉, https://brunch.co.kr/@leedhulpe/72 (2021.11.26 접속)

18 루돌프 슈타이너, 『초감각적 세계 인식』, 양역관·타카하시 이와오 옮김, 물병자리, 1999, 20-21쪽.

19 위의 책, 34쪽.

20 위의 책, 40쪽.

21 Husemann, op.cit., p.120.

요가로 건강을 회복한 뒤 또 한참을 요가와 멀리 있었다. 건강이 안 좋아지기라도 하면 언제든 요가로 다시 건강해질 수 있다는 잘못된 자신감도 있었지만, 다시 한번 되돌아보자면, 결국 근래에 이르기까지 또 다시 상당히 오랫동안 요가에 집중하는 데 필요한 만큼의 내적 평정심을 갖지 못했기 때문이 아닐까 하는 생각이 든다(이 문제는 제대로 되짚어야 한다). 그러다 다시 요가를 시작한 것이 200여 일 전이다(위에서 말한 30대 초반 시절의 요가 수행에서는 요가 수련원 100일 개근 뒤 게으름을 피웠지만, 지금의 '재가 수행'은 200여 일 동안 하루도 거르지 않았고 앞으로도 그러리라 다짐한다). 두 가지 일이 계기가 되었다. 하나는 지금 벌어지는 이 비정상(!) 상황 속에서 집에 있는 시간이 절대적으로 많아지면서 운동의 필요성을 느낀 것이었다. 또 하나는 바로 이 책을 번역하게 된 것이다. 운동의 필요도 충족하고 이 책에서 설명하는 에테르체, 아스트랄체, 자아라는 정신의 영역을 다시 체험하고 확인하는 데 내게는 요가만큼 좋은 매개가 없었다.

이렇게 이 책은 내게 인지의학의 지식과 지혜를 주었을 뿐만 아니라 요가를 되찾아주었다. 그런데 내가 요가 이야기를 이렇게 공들여 하는 것은 요가 '포교'를 하려는 것이 물론 아니다. 진리의 공부와 수행은 하나의 전체라는 것을 말하고 싶은 것이다. 인간에게 내재하는 정신성(영성이라고 해도 좋다), 정신성과 물질 육체의 관계에 대한 올바른 관점, 그 관점에 바탕을 둔 온전한 건강을 추구하는 수행·명상의 방법을 가진 것이라면 어느 것이든 크게 보아 하나이리라. 그리고 그 수행·명상에서는 "불안이나 초조는 어떤 경우에도 나쁜 영향을 끼친다."[22]는 가르침, "부동의 내적 평정을 유지해야 한다"[23]는 가르침을 공통의 지침으로 삼을 수 있지 않을까 한다. 이 책의 독자께서도 아직 그러한 수행·명상의 방법을 찾지 못했다면 자신에게 맞는 방법을 찾아 실행해보시기를 진심으로 응원한다.

한국 사회는 주입식 교육을 비롯하여 외부에서 주입되는 것을 별 문제의식 없이 받아들이는 데 너무나 익숙한 게 아닌가 하는 생각을 이 비정상의 상황에서 더 절실히 하게 된다. 요가를 비롯하여 위에서 말한 수행·명상이란 어떤 외부의 것을 주입받는 것이 아니라 내 안에 있는 나의 생명과 영혼과 정신을, 즉 본래의 '나'를 만나서 진정한 의미에서 그 '나'를 계발하는 방법이다. 그런데 이렇게 내면의 나를 찾아 발전시키는 일을 위해 반드시 받아들여야 하는 한 가지 특히 중요한 '외부'의 에너지가 있다. 햇빛이다. 후제만에 의하면, 뉴턴에서 시작된 현대 물리학에서는 햇빛을 비롯하여 우주에서 오는 빛을 순수하게 양적으로 측정 가능한 것으로만,[24] 다시 말해 물질적인 것으로만 보는 것과는 달리, 슈타이너는 질적인 면을 고려하고 빛과 연관 지어 관찰하는 모든 생명현상을 포함하는 빛 이론의 기반을 세웠는데,[25] "태양이 지구로 내리비추는 것은 생명에테르

---

22 루돌프 슈타이너, 『초감각적 세계 인식』, 양억관·타카하시 이와오 옮김, 물병자리, 1999, 173쪽.

23 위의 책, 73쪽.

24 Husemann, op.cit., p.262.

25 ibid., p.267.

이다."[26] 뼈를 튼튼하게 해주는 비타민D는 햇빛에 담긴 정신 요소인 이 생명에테르의 일부가 물질로 표현된 것이라 하겠다. 나는 즐겨 하던 산책을, 이 생명에테르를 온몸으로 받아들이는 더없이 은혜롭고 귀하고 그래서 더없이 즐거운 일로 새로이 생각하고 하게 되었다 (이런 햇빛을 켐트레일(chemtrails)이라는 인공 화학물질로 가려 지구온난화를 막겠다는 지구공학(geoengineering)의 발상과 행위를 어떻게 보아야 할지는 언급하지 않아도 좋지 않을까 싶다).

요컨대 나는 이 책 『스스로 지키는 온건강』을 통해 나 자신을 솔직하게 되돌아보고 온전한 건강법을 스스로 찾는 더없이 중대한 기회를 얻었다.

---

26 ibid., p.272.